未来

与最聪明的人共同进化

CHEERS

HERE COMES EVERYBODY

A Journey
into the Science
of Mind Over Body

# CURE

# 自愈力的
# 真　　相

[英] 乔·马钱特　著
（Jo Marchant）
胡大一　译

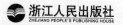

浙江人民出版社
ZHEJIANG PEOPLE'S PUBLISHING HOUSE

# 探索大脑自愈力的真相

胡大一

北京大学人民医院心内科教授

《自愈力的真相》的原书名 *Cure*，意为"治愈"，其含义是通过治疗使机体恢复健康。其中的"治疗"一词在传统的生物医学模式语境中，往往被片面地认为是生物医学技术这种外力干预手段，如药物、支架、手术刀等，而忽视了人类机体的自愈能力，如免疫功能、自我修复功能、再生功能和代偿功能等。

本书的作者既是一位微生物学博士，也是一位享有盛誉的科普作家，她花了大量时间和精力收集来自世界各地的前沿研究，以科学数据和事实为依据，提出以大脑为核心的中枢外周神经系统具有非凡的自愈能力的观点。例如，通过安慰剂效应，改善自闭症患儿的症状，让脊柱严重损伤的老年女性健康地生活了20年；通过适应诱导性气味形成条件反射来训练免疫系统，改善自身的免疫功能；通过催眠，改善肠易激综合征患者的痛苦；通过让患者在虚拟现实的冰川峡谷探险中打雪仗，减轻肢体疼痛；通过训练护理人员学会使用专业体贴的语言，来决定个体是否需要预约手术，甚至决定个体的预期寿命；通过脑部扫描和DNA 分析，证实冥想、生物反馈疗法可以影响躯体结构及基因表达活性，从而使我们更加健康……

作者在书中强调：医学既需整合，也要个体化；我们既要理性看待科学证据和客观检查结果，也要重视个体情感和心理对躯体造成的影响。作者客观阐述了大脑对躯体的影响、大脑的真实能力是什么、大脑是如何工作的、大脑基于何种原理实现其价值，以及我们如何将这些最新发现融入日常生活和临床实践中。大脑自愈力常常被专业医学专家和科学家忽视，是因为这一概念"被自作多情的思想家和玩世不恭的营销人员劫持。科学证据完全被忽略甚或被严重混淆"。本书让我们理解到，大脑对健康具有积极的调节作用，大脑自愈力不是伪科学，但它也不是所谓的灵丹妙药，我们需要客观地看待，有的放矢，用科学的手段和方法，将大脑自愈力这一概念从伪科学中"解救"出来。

作为从医 50 年的临床医生，我采用各种医疗手段的确挽救了众多患者，我也致力于推广以循证医学模式和价值为导向的医疗保健服务，让患者获得最受益的治疗。在长期的医疗实践中，我发现，临床上约 1/4 的患者始终无法通过常规的生物学技术来改善症状和预后。在医生认为自己对患者实施了成功的手术后，患者的痛苦不但没减轻，反而加重，甚至痛不欲生。

我经常和学生说起一位中年女性患者。该患者因胸闷和早搏被诊断为"心肌炎"，医生嘱咐要卧床休息和药物治疗，但患者的胸闷症状非但没有缓解反而逐渐加重，导致长期卧床，生活无法自理。之后患者来北京找我看病，我通过详细的诊疗，最后给出的结论：没有心肌炎，可以正常活动。半年后，患者就登长城去了……类似的案例不胜枚举，在每天就诊的患者中，有 1/3 的病因不在心脏，而是精神或心理问题导致的胸背部不适。

1995 年，我提出"双心医学"的治疗理念，"双心"指的是心脏和心理，强调在临床实践中，不能仅仅关注甚至迷信生物技术，忽略疾病发生、发展的社会和心理因素。作为临床医生，无论专科还是全科，不认真学习精神心理常识，不把精神心理服务融入到临床工作，就不可能真正体会患者的感受，体贴患者的疾苦。

自愈力的真相
Cure

医者，看的是病，开的是药，救的是心，给的是情。

上海一位诊治肝癌的老专家讲过这么一则故事：一位经他治疗的女性肝癌患者，做了手术切除、化疗和放射治疗，癌症还是发生了转移。老专家在无能为力的困境下，问了一个让患者意想不到的问题："你会游泳吗？"患者说："会，也喜欢游"。老专家说，"那你出院，每天去游泳吧。"奇迹出现了：患者的病痛逐渐减轻，症状最后消失；10年过去了，患者还健康愉快地活着。

作为心血管医生，我常遇到冠状动脉慢性完全闭塞病变的患者。在未发现这个病变之前，患者运动从无感觉不适，因为在病变逐渐加重的过程中，其自身已充分建立了代偿机制，形成了侧支循环。当体检发现血管完全闭塞，尤其经历了失败的不必要的支架手术后，患者会变得纠结、郁闷、卧床不起。经过近年发展起来的心脏康复治疗，包括双心服务，患者又重新找回自我，找回自信。

据粗略估计，癌症患者中，1/3是被吓死的，1/3是过度治疗死的，1/3是病死的。这种说法未必精准，但很有启示意义。非传染性疾病的根源是不健康的生活方式，医生只能治标，治本还要靠患者自己。

本书既有充足的证据，又有生动的故事，用简明通俗的语言阐明了值得重视但被严重忽视的"大脑自愈力"的概念。这本书不仅是一本非常值得广大医生学习的读物，也适合普通读者阅读学习，包括患者。

# 挣脱伪科学的帽子，
# 揭开大脑自愈力的秘密

2015 年夏天一个工作日的上午，我正在公园欣赏伦敦南部迷人的景色，孩子们享受着音乐喷泉的清凉，在绿茵草坪上踢足球、嬉戏。我和另外两位前来陪伴孩子的母亲一起，围坐在"井"字木质休息台旁，她们手上拿着防晒乳和雪米饼，欣赏着孩子们用颜色明艳的塑料铲歪歪扭扭地垒起一座又一座沙土城堡。

其中一位妈妈恰巧在我身旁，她活泼开朗、口齿伶俐，正饶有兴致地讲述顺势疗法如何治愈了她的慢性湿疹。作为一名科学家，我表示坚决反对。"顺势疗法的药剂里什么都没有。"我说。顺势疗法实际上是用昂贵瓶子装上水制剂（或糖片）。在治疗中，活性物质通过用水反复稀释和强烈摇动得到的最终药剂，连原始物质的一个分子都没有。

我的新朋友鄙夷地看着我。"那叫高深莫测。"她回答说，好像我没能参透它的神秘成分带来的康复功效，显得我有点孤陋寡闻。而且从她的信念中，我恍然大悟，她一语道破的竟是当今世界医学领域的一场主要哲学思想大争论。

其中占主导地位的一派是西方传统医疗的拥护者。

他们是植根于客观唯物主义世界的理性主义还原论者。根据还原论者的模型，人的身体被视为一台机器。对绝大部分人，思维、信仰和情感在疾病治疗中并不起主要作用。当这台机器损坏时，你不会去聆听其内心的声音。医生们使用各种物理方法，如扫描、测试、药物、外科手术等，来诊断其问题并修复已破碎的部分。

其他人当然就属于另一派：古老医学、替代医疗和东方医学的整体论信奉者。整体论者的传统理念优先考虑非物质世界而非客观物质世界，优先考虑人而非疾病本身，优先考虑主观体验和信仰而非客观试验结果。治疗师不是为躯体开处方药物，而是使用据称看不见、摸不着的具有能量场的针灸疗法、精神疗法。顺势疗法的倡导者并不担心他们的配方中是否含有活性物质，因为他们深信，对药剂进行稀释和震荡可使能量传输到水中，并且在某种程度上留下对原始物质的无法觉察的"记忆"。

尽管传统医疗在西方世界依然占据上风，但替代医疗已然被无数民众接受。在美国，精神疗法的预后奇迹经常在电视新闻上呈现。高达 38%（若纳入祷告的话则为 62%）的美国成年人使用某种形式的补充医疗或替代医疗。美国每年在替代医疗上花费约 340 亿美元，共计 3.54 亿人次问诊替代医疗治疗师，而问诊初级保健医生约 5.6 亿人次。在英国伦敦，母亲通常会给自家婴幼儿戴上琥珀项链，深信这串经过琢磨的宝石具有防止出牙痛的功能。聪明且受过教育的女性往往拒绝为自家孩子接种关键疫苗，而且，像我的这位朋友一样，她们信奉那些毫无科学道理的治疗方法。

毋庸置疑，科学家们将予以反击。欧美职场无神论者，如打破砂锅问到底的詹姆斯·兰迪（James Randi）和迈克尔·谢尔默（Michael Shermer），科学家博主史蒂文·扎尔茨贝格（Steven Salzberg）和大卫·高斯基（David Gorski），以及生物学家兼作家理查德·道金斯（Richard Dawkins），他们公然谴责宗教、伪科学，特别是替代医疗。流行病学家本·高达可（Ben Goldacre）在其 2009 年白皮书《伪科学》（*Bad Science*）中，历数了滥用科学原理佐证自己毫无根据的健康主张的伪科学，这本书已在全球 22 个国家销售超过 50 万册。甚至喜剧演员从蒂姆·明钦（Tim

Minchin）到达拉·奥布莱恩（Dara Ó Briain）也已加入了斗争的行列，他们用冷幽默声援理性思维阵营，并现身说法，指出诸如顺势疗法等伪科学疗法的种种荒诞不经。

支持者一度通过各种会议、抨击论文、声明抗议及被科学记者史蒂夫·西尔伯曼（Steve Silberman）称为"沙漠三八线"的种种活动，如数百名英国医生要求英国国民医疗服务体系停止继续为顺势疗法治疗埋单的署名请愿书，逆势而上地抵制非理性思维的新浪潮。无神论者一针见血地指出，临床试验证明，大多数替代疗法并不及安慰剂有效，它们的使用者已遭到愚弄，许多支持者甚至主张消灭这些伪治疗。在医疗卫生保健中，没有什么不能从传统的循证医疗中获得。

我完全赞成维护理性世界观。我全身心地信仰科学方法：作为毕业于伦敦顶级医院的伦敦圣巴塞洛缪医学院的遗传学和医学微生物学博士，我整整3年潜心钻研细胞内部的生化过程。我相信只要发现正确的问题，自然界的一切都应该可以应用科学方法予以解决，而且我们深深信赖的、与生命息息相关的医学疗法都应该接受严格的试验检验。无神论者无疑是正确的，如果放弃科学转而让个人意志左右思维，或许我们会被重新带回到万恶的旧时代：女巫被投水验明正身，布施鲜血并祈祷上帝救我们脱离死难。

然而，我不太确定，单纯靠否定替代医疗是不是一个解决问题的办法。作为一名屡获殊荣的科学记者，我在职业生涯中接触过经现代医学治疗被治愈或未能被治愈的人：患者饱受肠胃问题或疲劳的折磨，反被斥为并无"真实"疾病；患有慢性疼痛或抑郁症的人，往往被给予越来越大剂量的药物，造成患者药物成瘾甚至产生不良反应，但却无法解决潜在问题；接受无休止周期疗程的激进治疗的癌症患者，早已错过了任何延长他们生命的可能性治疗。

我读到过许多科学发现，它们有的会登上新闻头条轰动一时，但大多数却往往被埋没于专业期刊中，这足以表明那些无形的、非客观物质世界的疗法确实能够让身体获益。在接受外科手术前，对患者进行催眠疗法，其术中、术后并发症更少，恢复也更快。冥想可触发细胞深处的分子并使其内部发生改变，而且正如我们将在本书中所看到的，如果某种疗法不及安慰剂有效，这并不意味着它没有起作用。那些使用琥珀项链和顺势疗法的妈妈们并非愚昧无知，她们很早就从经验之谈中了解到替代医疗真的会起作用。

因此，尽管我深信替代医疗倡导者可能无法参透所谓的原始能量记忆和治愈能量场，但我也认为怀疑论者并非完全正确。我之所以写这本书，是因为我很困惑：他们和传统医生，是否在检测躯体健康时遗漏了一种不可或缺的必需成分，而导致慢性疾病的持续攀升，并将以西医为主的大型医疗中心数以百万计聪明、有主见的人，拱手让给替代医疗保健行业的从业人员？当然，我所说的仅限于大脑治愈力。

你是否遇到过以下情景：被一辆汽车擦身而过，在这千钧一发之际肾上腺素急剧蹿升？听到情人的声音就情欲高涨？在垃圾中看到不堪入目的蛆虫感到无比恶心？如果答案是肯定的，那么我告诉你，你所体验的正是你的大脑是如何显著地影响你的躯体。精神状况信息源源不断地输出以帮助躯体适应周遭环境，即使我们的下意识可能没有觉察到。如果我们看到一个虎视眈眈的、饥饿的捕食者，或一辆由远而近逼近的卡车，躯体会很快规划一条出逃路径。如果某人声称美味大餐即将到来，我们势必会准备大吃一顿，舒舒服服地尽享一番。

我们的所见所闻远不止于此。然而，当说到健康喜乐，传统医疗往往倾向于忽视或低估大脑对躯体不容小觑的影响。我们都认为负面的精神状况，如应激或焦虑可能在相当长的时间里损坏健康。但是试问，如果这一状况可逆，即情感状况在摆脱疾病长期纠缠方面可能发挥至关重要的作用，或者大脑可能具有"治愈力"，则被认为是无稽之谈。

在西方医学中，大脑与躯体之间的分裂常常被归咎于法国哲学家勒内·笛卡儿。古老神秘的医治理念，除了歪打正着的安慰剂效应以外，早已充分地认识到大脑与躯体之间的紧密联系。古希腊名医希波克拉底以见证者的身份大谈特谈"人体

自愈力的真相
Cure

固有的自愈力"，而 2 世纪的医生盖仑则认为"自信和信念远比药物有效"。

早在 17 世纪，笛卡儿就已区分了文化的两种基本类型的实体：一种是物质（有形实体物质，如躯体），可以借由科学方法来研究；另一种是精神，它是非物质的，笛卡儿认为它出自神授，不可能借由科学方法来研究。尽管这两种实体可以互相渗透（笛卡儿认为是借由大脑松果体而实现的），但他得出的结论是，这两者是独立存在的。当我们死后，已不再拥有自己的身体时，精神却能永存。

目前，大多数哲学家和神经学家反对身心二元论的观点。相反，他们坚信，大脑所处的每种状态，本质上与某种特定的思想或大脑状态相关，并且两者不可分割。然而，笛卡儿的观点对于随后涌现的科学和哲学理论已产生了巨大的影响。主观思想和情感仍然被认为缺乏科学性，不适合用于严格的研究，比起躯体、可测实体，甚至更缺少"真实性"。

相较于上述哲学领域的激辩，在医学上，临床实践的进步可能更有力地抵制了"大脑有治愈力"这样的观点。医学学者研发出诊断工具，如显微镜、听诊器和血压袖带，以及始于 19 世纪巴黎的尸检。在此之前，医生根据患者的临床症状作出疾病诊断，现在他们可以根据标准化的、可见的变化作出诊断。疾病已不再由患者的主观体验决定，而是由其身体的健康状况所定义。因此，如果患者感觉不舒服但医生却看不出问题，医生将会按身体无恙来处理。

随着 20 世纪 50 年代随机对照试验的引入，临床诊断进一步偏离了主观体验。在测试新疗法时，为了避免个体偏倚，医生和患者都不知道给予患者何种治疗，并且使用严格的统计学方法分析试验结果。不可靠的人类体验被确切的指标数据所取代。

这无疑是当代最重要的学术思想之一。通过客观唯物论的方法来确定某种治疗策略是否有效，医生不再被江湖郎中的旁门左道所误导。总的来说，医学领域采取现代客观唯物论方法已经取得的成就和奇迹足以证明，我们在科学上也是有所收获的。我们现在已经可以使用抗生素治疗感染，用化疗对抗癌症，普及注射疫苗以预防儿童脊髓灰质炎、麻疹等致命疾病。我们可以进行器官移植，诊断子宫内唐氏综合征，科学家们也正致力于运用干细胞修复受损的眼睛、心脏和大脑。

然而，这些成功在规避如疼痛和抑郁等复杂问题方面，不太理想，另外在防止慢性病方面也不尽如人意，如心脏病、糖尿病和阿尔茨海默病。这已使得医生和科学家对机体的运作原理失去了信念，而对大多数正常人来讲，他们已经习以为常了。由于对可测物质的过度关注，大众对精神无形力量的探索变得迟疑。

这一盲点使得大脑治愈力思想或信仰的观点被自作多情的思想家和玩世不恭的营销人员劫持。科学证据完全被忽略甚或被严重混淆。用于自修的自助书籍、网站和博客大肆推送极度夸大其词的见证：扼杀情感矛盾可以治愈癌症（瑞克·黑默）；大脑可以支配 DNA（布鲁斯·利普顿）；一个和谐的躯体永远不会被疾病腐蚀（朗达·拜恩）。精神被当作一种一劳永逸的万灵仙丹，让我们这些持乐观态度的人可以毫不费力地远离疾患。

大脑治愈力已成为对抗非理性思维的一个关键战场。问题是，怀疑论者越是意图通过大肆宣传逻辑、证据和科学检验方法，来揭穿那些狂热主张的老底，他们就越是孤立自己的阵营。他们通过否认对大多数人显而易见的事实——精神确实可以影响身体及替代疗法很多时候的确有效，恰恰表现出丧失了科学精神，显然，他们是有意为之。如果科学家说这样的疗法毫无价值，那么这足以证明科学家有多么的无知。

如果采取不同的方法又会怎样呢？通过感恩大脑对健康的积极作用，我们是否可以从伪科学的魔掌中解脱出来呢？

在写本书时，我到世界各地搜寻了这个领域革命性的前沿研究。我的目标是寻找那些挑战主流观点的科学家，研究大脑对躯体的影响，并将其研究成果应用于患者。大脑到底有何用途？它是如何运作的，又是基于何种原理实现其价值的？我们怎样将这些最新发现应用于日常生活中？

自愈力的真相
Cure

我从最简单的可以称得上大脑对躯体影响的例子开始：安慰剂效应，通过它来调查科学家如何看待服用假药时的真实疗效。随后，我们进一步运用一些惊人的方式来诱导大脑抵御疾病，从使用催眠术以减缓肠胃收缩，到训练免疫系统适应良性诱导性味道和气味。我们也已发现，简单地听从护理人员的话就可以决定一个人是否需要预约手术，甚至决定预期寿命。

本书的后半部分跳过思想和信仰的直接影响，调查了大脑状态在整个生命周期中如何改变疾病风险。我采访了用脑部扫描和 DNA 分析的科学家，他们通过测试从冥想到生物反馈治疗等心身疗法是否真的能够使我们变得更健康，而后调查了我们对自己周遭世界的态度如何深远地影响躯体构成以及基因的表达活性。

同时，我也触及心理诱导和治疗方式的极限。大脑力量的边界在哪儿？大脑出现差错后又会导致什么样的情况发生？

写完这本书，我的收获远超最初的设想。我被自己发现的科学深深地激励着，被在实践和哲学上顽强抗争的医生和研究人员所激励。但是，在所有这些奇迹中，最触动心弦的是我所接触到的患者和参与试验的受试者们，特别是当他们直面苦难时所展现出来的坚韧不拔的勇气和尊严。

我在他们身上所学到的，一言以蔽之：大脑治愈力不是一劳永逸的万灵仙丹。有时它对躯体会产生惊人而直接的影响，有时它是众多决定性因素中的一个很重要但又微妙的因素，就如饮食或运动对健康的长期作用一样，有时它根本不起任何作用。我尚未获得所有问题的答案。但我希望这本书能说服无神论者重新思考他们曾遗漏的关键点。

对于和我一起围坐在休息台旁边的那位孩子母亲，我可以非常自豪地对她说：我们再也不需要舍弃证据和理性思维才能获得来自大脑治愈力的功效了。科学掌握在我们自己手中。让我们看看科学到底是怎么解释的。

## 测一测：你对自愈力的了解有多少？

**1. 在接受了假的治疗后，患者的病情出现了好转，这一现象被称为：**

    A. 抗体效应

    B. 安慰剂效应

    C. 反安慰剂效应

    D. 首剂效应

**2. 关于人体的应激反应的描述，哪种说法是错误的：**

    A. 受伤、疲劳或饥饿都可以引发应激反应

    B. 应激反应与心理因素有关

    C. 处于应激反应时，交感神经兴奋，副交感神经处于休眠状态

    D. 处于应激反应时，副交感神经兴奋，交感神经处于休眠状态

**3. 在登山过程中，人的身体会产生乳酸。你认为可能出现的情况是：**

    A. 攀登的越高，体内的乳酸水平会一直升高

    B. 攀登的越高，体内的乳酸水平基本保持不变

    C. 攀登的越高，体内的乳酸水平先升高后下降

    D. 攀登的越高，体内的乳酸水平先下降后上升

**4. 假如你即将接受催眠疗法，你认为哪种做法是不可取的：**

    A. 完全让自己随性和放松

    B. 不束缚放松的感觉，想象它在自己身体里自由流淌

    C. 想象自己在享受美食，当它们进入胃时，对那种充实感到很舒服

    D. 让肠胃控制自己，不加以干预，相信肠道在以正确的方式运行

扫码下载"湛庐阅读"APP，
搜索"自愈力的真相"，获取答案。

目录

自愈力的真相
Cure

# 安慰剂效应能减少身体承受的治疗风险

**帕克·贝克**　男　3岁　自闭症 ————————————

　　在美国新罕布什尔州的贝德福德地区，一个名叫帕克·贝克的小男孩看起来十分幸福、健康，可是刚过完 2 岁生日没几个月，他便开始与现实世界产生隔阂。帕克逐渐没有了笑容，也不和他的父母讲话。他常常半夜惊醒，发出奇怪的尖叫声，并且出现了诸如转圈、用手敲脑袋的小动作。经过多方求医后，他的父母，加里和维多利亚得到一个令人担忧的答案：根据他的行为表现，帕克可能患上了自闭症。尽管他们让帕克接受了最好的治疗，但他的病情却继续恶化。直到 1996 年4 月，帕克 3 岁的时候，发生了一件十分神奇的事情。

　　同其他自闭症儿童一样，帕克有慢性腹泻等胃肠道不适症状。随后，维多利亚便带他去卡罗尔·霍瓦特医生处就诊。卡罗尔·霍瓦特是美国马里兰大学的胃肠道疾病专家。经他建议，帕克接受了肠道内窥镜检查。内窥镜软管顶端装有一种特制的摄像头，能够看清消化道内的情况。虽然检查结果没有显示太多有用的信息，但一夜之间，帕克开始戏剧性地康复。他的肠道功能得到改善，也能够安然入睡，并开始对大家微笑，与人进行眼神交流。在这一年中，他从几乎失语状态突然转变为能认识识字卡片，而且开始叫"爸爸""妈妈"。

自闭症以语言障碍和社交障碍为特征，在美国约有 100 万名儿童患有此病。虽然有些孩子从出生就开始发病，但也有很多像帕克这样的孩子，出生时健康，后来逐渐自闭起来。只有一些个别症状可用药物治疗，然而对不同的孩子和家长来说，教育和行为疗法的效果差异会很大，因此目前依然没有有效的治疗方法，帕克突然之间的转变可谓是一个奇迹。

维多利亚说服医院告诉她帕克接受内窥镜检查中的每一个细节，甚至他们使用的麻醉剂剂量。经过一系列排查，维多利亚开始确信，儿子症状之所以好转，是一种名叫促胰液素的胃肠道激素在起作用，这种激素可以促使胰腺分泌消化液，作为一种内窥镜的诊断试剂，给予帕克之后可确保他的胰腺能正常运作。维多利亚坚信帕克的胃肠道症状和自闭症有关，正是激素戏剧性地改善了儿子的病情。

由于极度渴望想为帕克取得另外的促胰液素，维多利亚联系了马里兰大学的医生，并告诉了他们她自己的推理，但他们对此毫无兴趣。她还联系了美国自闭症的研究人员和医生，通过给他们发送家庭录像资料来证明帕克的进步。终于，1996 年 11 月，帕克的故事传到了加州大学尔湾分校的精神病药理学副教授肯尼斯·西科尔斯基的耳朵里，他的儿子亚伦同样患有自闭症。西科尔斯基让当地一位胃肠疾病专家给亚伦做同样的试验性治疗，结果亚伦也开始逐渐与人进行眼神交流，甚至能复述讲话内容。

这些效果促使马里兰大学霍瓦特医生以同样的方法为第三个患自闭症的孩子输注促胰液素，结果这个孩子也显示了同样的反应。霍瓦特又给帕克注射了一个单位剂量的激素，维多利亚发现帕克的进步更大了。1998 年，霍瓦特将这三个孩子使用促胰液素治疗后好转的结果发表在医学杂志上，文中写到，孩子们曾经的自闭行为有了戏剧性的好转，他们的眼神交流障碍明显改善，警戒心理有所消除，语言表现也自然了。

从那以后，霍瓦特没有再给帕克使用促胰液素治疗，因为当时促胰液素治疗还未得到法律的许可。后来，维多利亚又找到了一位愿意给帕克治疗的医生。

**自愈力的真相**
Cure

1998 年 10 月 7 日，帕克的故事因为 NBC 节目的播出广为人知，节目中的帕克是一个爱玩且喜欢与人交流的小男孩，这更印证了帕克在好转。其他父母得知了帕克的事情后，也开始用这种激素疗法治疗他们的孩子。一位母亲激动地说："经过促胰液素治疗后，我的孩子再也没有腹泻，不用进行排便训练，并且他会看着我的眼睛讲话，也会说：'外面的世界真精彩！'"另一位母亲说："他会直直地盯着我，望着我的眼睛，好像在说：'妈妈，我好久没见您了。'"这档节目最后报道约有 200 名自闭症患儿使用了激素治疗，其中至少有一半的人取得了很好的疗效。

2 周后，辉凌制药公司被授权成为美国唯一一家生产和销售促胰液素的公司。其在互联网的交易额达到数千美元。有报道称，有些家庭为了买到促胰液素而抵押了自己的房屋，甚至在墨西哥或日本的黑市进行交易。几个月后，就有超过 2 500 名患儿接受了激素治疗，越来越多的成功案例进入人们的视线。

"这真令人兴奋。"北卡罗来纳州阿什维尔地区的奥尔森哈夫儿童发展中心（Olsen Huff Center for Child Development）的儿科医生阿德里安·桑德勒（Adrian Sandler）回忆道，"我们的电话被打爆了，因为自闭症患儿的父母希望我们能用促胰液素给他们的孩子进行治疗。"但医学专家们却担心潜在的公共健康安全事件，由于没有证据显示重复使用促胰液素的安全性，美国的医疗中心紧急开展了十几个临床试验来验证其安全性。其中，桑德勒公布的首个对照试验共有 60 名自闭症患儿参与。

按标准试验的要求，桑德勒的受试者被随机分成两组。一组接受激素治疗，另一组接受假性治疗或安慰剂注射（安慰剂为生理盐水）。只有当促胰液素的作用比安慰剂组的治疗效果明显时，才能判定其为有效的药物。试验过程由临床医生来评估每个儿童注射药物前后的症状变化，家长和教师双方都不知道哪个孩子接受了哪种治疗。

1992 年 12 月，桑德勒将结果发表在著名的《新英格兰医学杂志》上，但研究结果却出人意料，两组之间的结果并无显著差异。其他研究结果也一样，促胰液素组与安慰剂组相比并无明显获益，作为治疗自闭症的药物可以说无效。整个关于促胰液素能治疗自闭症的想法都是一种错觉，这是家长因为迫切希望看到孩子进步而想象出来的。至此，用促胰液素治疗自闭症风波暂告一段落。

桑德勒在论文的结论中写道："一次单一剂量的合成人促胰液素对治疗自闭症患儿无效。"但是他没有在这篇文章中写出的是，他发现两组儿童的行为居然都有显著改善。"有趣的是，两组孩子的症状都有所改善，"他告诉我，"接受促胰液素和接受盐水的两组均有显著改善。"

难道这只是一个巧合吗？与许多慢性疾病一样，自闭症的症状可能随时间而波动。设置安慰剂组是用来测试新治疗方法，避免服药后的症状变化可能是偶然的结果。但是令桑德勒惊奇的是，安慰剂能使这种变化如此显著。

桑德勒用一份自闭症行为量表对试验中的孩子进行评估，这份量表涵盖了各种各样的症状，包括孩子对伤口疼痛的反应，或是否会对一个拥抱做出回应。得分范围 0～158 分，数字越大表明孩子症状越严重。桑德勒的试验中，安慰剂组在治疗前的平均得分是 63 分。接受安慰剂组（生理盐水）注射一个月后，他们的平均得分只有 45 分。短短几周内竟改善了将近 30%，这对许多自闭症儿童的父母来说似乎是一个奇迹。然而，这种效果并不平均，即有些孩子没有反应，但有些孩子却反应显著。

相信激素治疗会有很好效果的帕克一家和其他家长们没有预想到，孩子使用安慰剂后也能好转。虽然他们孩子的症状确实改善了，但却与促胰液素无关。

## 邦妮·安德森　女　75 岁　脊椎骨折

2005 年夏天的一个晚上，75 岁的邦妮·安德森躺在沙发上看电视时睡着了。她记不清看的是什么节目，或许是一个节目秀，或是一部老电影。邦妮醒来时天已经黑了，她赤脚走到厨房打算喝水，毫不犹豫地开了灯，但是当她发现厨房地

自愈力的真相
Cure

板因为净水器漏水而变得很滑时为时已晚，她刚好踩到了湿地板，滑倒了。

邦妮觉得脊柱剧痛难忍，因此不能动弹。"真的十分可怕，"她说，"我想，天啊，我的后背受伤了。"她的老伴唐把她拖到客厅，给她盖上毯子，过了几个小时她自己才慢慢起来躺到沙发上。幸运的是，她没有瘫痪，但是她的脊椎却因为骨质疏松症而骨折了，这是一种常见的老年性损伤。

邦妮和唐住在明尼苏达州奥斯汀小镇的一间白色小平房里。她在小镇上当了40 年荷美尔食品有限公司（午餐肉制造商）的电话接线员，退休后依然很有活力。虽然一头银丝，也不影响她化着橘色妆容参加社交活动，她热爱打 18 洞高尔夫球。但那场事故彻底毁了她的生活。她一直感觉疼痛，甚至不能站起来洗碗。"我晚上会失眠，"她说，"当我想打高尔夫球的时候却不能动，只能戴着加热垫坐在被窝里。"

几个月后，邦妮参加了一项临床试验，接受了一项很有前景的外科手术，被称为"椎体成形术"，这个手术将医用骨水泥打入骨折椎体，以加强椎体作用。那是 10 月一个寒冷的早晨，唐开车送邦妮去明尼苏达州罗切斯特的梅奥诊所，接受手术治疗。出院后她立刻感觉好多了。"太棒了，"她说，"它真的能减轻痛苦。我可以回到高尔夫球场，做我想做的一切了！"

现在差不多 10 年过去了，邦妮仍然对手术结果感到满意。她说："这真是一个奇迹。"虽然现在呼吸系统的疾病已经开始影响她的生活，但她并没有受到脊柱活动的限制。"我 84 岁的生日就要到了，"她微笑着说，"但我仍然计划今年夏天打一场短时间的高尔夫球。"

椎体成形术治愈了邦妮的脊柱骨折，但是当初参加手术试验时，邦妮自己并不知道，她做的不是椎体成形术，而是假手术。

2005 年，也就是邦妮在湿地板上滑倒那年，当时椎体成形术的技术迅速普及。"整形外科医生、康复理疗师，甚至麻醉科医生也在做，"华盛顿大学的放射科医师杰瑞·贾维克说，"有趣的是，近年来有很多报道说这项手术多么有效，似乎只要患者躺在手术台上被注入骨水泥，就能被治愈。"

梅奥诊所的外科医生大卫·科莫斯说，他也从这个试验中看到了"积极"的结果，其中约 80% 的患者从中获益良多。令科莫斯感到疑惑的是，似乎外科医生注入骨水泥量的多少与预后并无关系。科莫斯见过几例将骨水泥意外打在椎体错误位置的案例，但是患者仍然康复了。他说："这说明或许不只是骨水泥在起作用，使患者康复的原因远不止于此。"

为了找出原因，科莫斯和贾维克打算在脊柱外科手术领域合作，开展一项创新性研究。他们计划把做椎体成形术的患者与不知道自己进行了假手术的患者的预后进行对比。安慰剂对照试验通常用来测试如促胰液素这样的新药，而不会用在新的手术方法的研究上，况且，在一定程度上，给患者做假手术并不道德。但是，科莫斯指出手术与药物一样，未经试验的治疗方法的风险可能伤害成千上万的患者。"假手术或安慰剂试验并非不道德，"他说，"不道德的不是做试验。"

科莫斯和贾维克收下了来自世界各地 11 个不同医疗中心的 131 名脊椎骨折患者，其中包括邦妮。他们中有一半的人接受了椎体成形术，另一半则做了假手术，患者也知道自己只有 50% 的机会接受骨水泥治疗。科莫斯竭尽全力确保假手术尽可能逼真，使受试者猜不到自己所在的分组。每个患者挨个被送往手术室进行锥管内麻醉，只有手术医生打开信封后才知道这名患者接受的是哪种手术。无论哪种手术，医生都是按照同一个脚本操作，说同样的话，都打开骨水泥包使手术室充满了其特征性的卸甲油的气味，且都会对患者背部加压以假装真的注入骨水泥。两组手术唯一的不同在于，是否真的在椎体内注入骨水泥。

手术结束后，医生对所有患者随访 1 个月，并对他们的疼痛和活动障碍情况进行问卷调查。这份研究结果在 2009 年 9 月发表，即便开始时科莫斯对这种方式怀有疑虑，但试验结果却使他感到震惊：尽管椎体成形术好处多多，但是与假手术组相比，结果并无显著差异。

**自愈力的真相**
Cure

令人惊奇的是，两组患者的症状都大大改善，他们的疼痛等级几乎下降了一半，平均从 7/10 级下降到 4/10 级。而伤残等级的评定是基于对一系列问题的回答，例如：你自行走过一个街区或爬楼梯时可以不扶扶手吗？在试验之初，23 个类似问题平均有 17 个，患者的回答是"不能"，根据分数被归为"重度残疾"。手术 1 个月后，他们的平均得分只有 11 分。尽管有些患者术后仍感觉疼痛，但是另一些人，像邦妮一样，几乎痊愈了。同一时间，在澳大利亚进行的第二个关于椎体成形术的试验也结束了，结果非常相似。

根据以上试验结果推测，患者症状的改善可能是由于各种因素的影响。一是疼痛的症状波动存在，二是椎体骨折可随着时间的推移缓慢愈合。除了这些可能性，科莫斯和贾维克认为，之所以能产生这样戏剧性的改变，一定还有其他的原因存在，诸如患者大脑中的某些意识或信念。正如促胰液素的出现一样，似乎他们相信已经得到了一种有效的治疗，从而使症状得以缓解。

## 安慰剂效应是万能药吗

众所周知，患者在接受假性治疗后症状好转的现象被称为安慰剂效应。临床试验结果显示，哮喘、高血压、胃肠道功能紊乱、晨起虚弱和勃起功能障碍等许多疾病，存在明显的安慰剂效应。一般来说，科学家和医生把这看作一种幻想或自欺欺人的想法，因为无论是否得到治疗，患者均有好转，出现了统计学上的反常情况：对于几近绝望或容易轻信的人，常误认为自己好转，事实上并没有真正好转。这在伦理上也是值得怀疑的现象。

早在 1954 年，发表在《柳叶刀》杂志的一篇文章称，安慰剂只能安慰那些"愚昧或不自信的患者"。尽管现在的医生没有说得那样直白，但是直到现在，他们的想法并没有太多的改变。当时建立的安慰剂–对照试验是医学史上一项重要的进展，通过对照试验我们能明确知道哪些药物起作用，哪些没有，从而挽救了无数生命，奠定了现代医学实践的基石。但是在这个框架内，安慰剂除了与试验组作为对照外别无他用。如果一项好的治疗方案不能比安慰剂有效，那么只能被淘汰。

以上试验均表明，无论是促胰液素还是骨水泥，对疾病治疗都没有积极影响。因此，基于循证医学的规则，像帕克和邦妮这样康复的例子并没有很大的临床价值。

然而，当桑德勒告诉父母们，在他的研究中促胰液素并不比安慰剂更有效时，仍有将近 69% 的人希望对自己的孩子应用这种治疗。同样，放射科医生也不放弃骨水泥治疗方法。自从科莫斯和贾维克的论文发表后，两人在公共场合常常被敌视，甚至有人在会议上对他们尖叫，以表示不满。贾维克说："似乎人们非常强烈地感觉到是我们带走了患者的治疗希望。"在美国，许多保险公司的保单仍然覆盖这项治疗，科莫斯也不顾他的试验结果而继续使用骨水泥，因为他觉得很多治疗别无他法。"我见到患者逐渐康复，"他说，"因此，我仍在做这项手术。你只做你需要做的事情就好。"

一个又一个相似的案例出现在人们眼前。2012 年，某项研究结果显示，一种叫作"Z 药"的安眠药与安慰剂相比无明显差异。同一年，研究人员针对一种名叫氯胺酮的镇痛药能缓解癌性疼痛的效果做了一项双盲实验。曾经，氯胺酮的药效被人们形容为"彻底的""显著的""卓越的"，然而它最终也被证实与安慰剂类似。2014 年，专家们分析了 53 种效果显著的外科手术与假手术对照试验的结果，无论是心绞痛，还是膝关节炎，约半数患者做完假手术以后效果同样好。

也许所有这些案例中的医生和患者都被随机因素和心理期望值欺骗了。然而，如果不认真对待这么多人的体验的话，我不得不怀疑我们是否真的否决了一些真正有用的方法。或许安慰剂效应会给人造成错觉，但也说不定有时真的具有临床价值；倘若果真如此，我们为什么不可以利用它使患者免于暴露在潜在的治疗风险中呢？

换句话说，我们是否能单纯地认为我们已拥有了治愈患者的方法呢？

自愈力的真相
Cure

## 罗珊娜·孔松尼　女　74岁　帕金森病

罗珊娜·孔松尼弓着脊背坐在桌前，左手抓着桌子的边缘。她的面前有一块长方形的灰色触控板，暂时将右手食指放在一个绿色光圈上。每隔几秒钟，就有一个红色的光圈沿着触控板边缘的不同位置亮起。这时，罗珊娜必须尽可能快地从绿色光圈切换到红色光圈。

大部分人会觉得这项工作十分轻松。但74岁的罗珊娜像个孩子一样在努力地写，眉毛拧成了"川"字。她想让手指快速灵活，却事与愿违，仿佛手指不是自己的，她无法控制。

"放松，深呼吸！"年轻的身穿白色外套的神经病学医学专家埃利萨·弗里萨尔迪（Elisa Frisaldi）建议道。每当罗珊娜准确切换到红色光圈时，弗里萨尔迪的电脑屏幕上就会弹出一个蓝色进度条，显示她耗费的时间。

初春的早晨，阳光明媚，微风习习，温和的春光笼罩着充满鲜活生命的大地，有人在朝平静的江面投着小石子，晨跑和遛狗的人沿着宽阔的纤道来回奔跑，江边盛开的鲜花偶尔有花瓣缓缓落下，岸边的草丛中不时有蜥蜴探头探脑……外面的世界显得如此温暖可爱。

而此时，有人却无暇顾及外面和煦的春光，仿佛与世隔绝一般，终日挤在一间没有窗户的地下室，里面堆满电脑和实验室设备，只有一张蓝色的沙发可供休息。这里就是意大利都灵莫兰特医院（Molinette Hospital）的神经科学系。

神经科学家法布里齐奥·贝内德蒂（Fabrizio Benedetti）是有关安慰剂研究的先驱，弗里萨尔迪则是其团队中的一员。诸如椎体成形术和促胰液素等临床试验，不是为了衡量安慰剂效应而设计的，而是为了否定它们。安慰剂组中看到的任何变化都可能与许多因素有关，包括随机因素，因此永远无法确定结果能有多大程度的改善，即使能确定，也是由安慰剂本身所致。贝内德蒂和弗里萨尔迪通过能精确控制的试验，来探索究竟如何及何时进行自我安慰才能缓解症状。

志愿者罗珊娜在她 50 岁的时候第一次发现了自己右手抖动的毛病，经过两年反复求医，最后她终于接受自己患了帕金森病的事实。这种疾病的发病率为 0.2%，仅在美国就有约 50 万人患病。帕金森病是一种退行性疾病，是大脑中产生的化学信使多巴胺导致细胞逐渐死亡引起的。随着大脑中多巴胺水平的下降，患者的症状不断恶化，出现肌肉僵硬、运动迟缓和震颤。

这种疾病通常使用左旋多巴治疗，左旋多巴的化学结构能在体内转化为多巴胺。罗珊娜自前一天晚上开始就未再服用药物，便于弗里萨尔迪进行试验管理。她挽着丈夫的胳膊，缓慢地朝前行走，坐下后也是保持一个姿势。她说话的同时身体一直在晃动，银色的耳环随着手臂的挥舞摇摆不定。她的下巴和颈部也在颤抖，就好像在咀嚼食物。为了防止摔倒，她还在裤子里面套了护膝。

与她脆弱的外表不相符的是她的精神状态，她完全独立，开玩笑似的指着她的丈夫多梅尼科，说他是保姆。罗珊娜告诉我，在她确诊后，她不想知道任何有关她病情的消息，拿到药片后直接服下。"我不愿意读药片的说明书，更不想知道我的未来会怎样，"她如此说，"我可以开车，做一个好母亲，生活也并没有太多的变化。"在距离最初确诊后的 20 年里，这种做法似乎还行得通。她热爱骑行，并且喜欢到都灵南边 240 千米处的维西利亚海边徒手潜水。

2008 年，她的症状开始恶化，身体逐渐变得僵硬，四肢越来越不听使唤。直到有一天，她不顾医生忠告独自去了超市，收银台旁有个女人不小心碰到了她，她立刻失去了平衡，摔倒在地，伤了胳膊。"我当时很害怕，突然感觉生活会发生某种改变。"她说。

罗珊娜的医生建议她手术治疗，因此她现在肩部携带了一个黑色的、小型相机袋大小的袋子，里面装有便携式输液泵，将药物通过埋在腹部的特制的输液管输送入小肠。罗珊娜十分讨厌植入物，她说："它让我感觉自己好像有残疾。"但是这个令她讨厌的东西却可以让她的生活独立。

**自愈力的真相**
Cure

便携泵关闭后，在罗珊娜不用任何药物情况下，弗里萨尔迪通过一系列测试来评估罗珊娜症状的严重程度。除了轨迹测试外，她还需要用上肢画圈、走直线以及重复指鼻子。一旦基础评估完成，就需要打开输液泵继续泵入药物。一天当中，她最期盼的就是听到泵的震动以及它发出的"哔哔"声。"一旦开始用药，我的行为就能控制得很好，"她说，"我能感觉到双手解放了，腿也不再僵硬。"45分钟后，我明白了她话中的意思。她坐得笔直，下巴也不再颤抖，走起路来更有自信，轨迹测试时间也减半了。

这种改变究竟有多少是因为药物本身，又有多少是因为她的期望所致？大部分临床试验无法解决这类问题，但是弗里萨尔迪希望能回答它。罗珊娜今天使用了全剂量药物，其他时间里她和其他志愿者的药量将有所变化。有时他们会知道剂量做了哪些调整，有时他们不知道：由于道德伦理，弗里萨尔迪不能完全不给他们药物。

罗珊娜的严重症状是由神经系统退行性疾病引起，然而可能仅仅因为心理暗示的原因，症状便能得到缓解，这真的令我感到震惊。有关帕金森病的这项研究结果可以重复，例如，乔恩·史托索的一系列试验。

史托索是加拿大温哥华市英属哥伦比亚大学的神经病学家，他的研究结果是，当帕金森病患者服用假药丸后，安慰剂效应十分明显。其中一个山地骑行爱好者，名叫保罗·帕蒂森，他服用胶囊之后等待药物发挥作用。"轰！"他夸张地向BBC纪录片制作商形容安慰剂效应，"我的腰背笔直，肩膀也恢复了原样。"当他发现他所服用的药物实际上是安慰剂时，他说，"我相当震惊，怎么我服用的胶囊是空的，仅仅是心理作用就能与服药产生同样的效果？"

史托索的试验回答了这个问题。经过脑扫描发现，服用安慰剂的参与者，大脑内的多巴胺释放增多，就好像他们服用了真正的药物一样，并且效应还很强，多巴胺的水平上升了三倍，相当于一个健康人服用一剂安非他命所出现的结果，简言之，相当于他们服用了真正的药物。

在都灵，贝内德蒂继续研究这项发现。他对帕金森病患者施行一种叫作深部脑刺激的手术，这种手术要在患者大脑中植入电极，植入部位位于丘脑底核，是控制运动的区域。该区域的神经元通常由多巴胺控制。然而帕金森病患者由于该区域缺少多巴胺而处于抑制状态，一旦植入电极，就能刺激这部分区域并且使神经元安静下来。

手术是在患者清醒状态下完成的，贝内德蒂得到了观察安慰剂效果的最佳时机。当患者服用安慰剂（志愿者并不总是接受）时，他用电极监测他们的深部脑组织活动。他进行了一系列试验：一旦电极到位，他就给患者注射生理盐水，并告诉他们这是一种强效的抗帕金森病的药物，称为阿扑吗啡。

在等待罗珊娜的药物起效时，弗里萨尔迪在她的电脑屏幕上播放了一系列幻灯片。我们首先看到的是注射生理盐水之前贝内德蒂记录的大脑活动。这是一张黑白相间的线性图，显示了一名患者丘脑底核的单个神经元活动。每当神经元放电时，直线就会显示出一个峰值。当神经元失控后峰值就会变得密集，看起来全是黑色线条，像个条形码。之后，她给我看了注射安慰剂之后相同神经元的活动，整个图几乎被白色占据，似乎大脑活动很安静，只有偶尔出现的单个异常活动打破了这种平静。

"太不可思议了，"弗里萨尔迪说，"我认为这是贝内德蒂所做的最令人印象深刻的研究之一。"贝内德蒂已经把研究追溯到单个神经元的活动，且实验证明了帕金森病患者在注射安慰剂后，其运动神经元放电变慢，就像用了真药一样。

在所有研究帕金森病的研究人员之中，史托索和贝内德蒂的研究结果引人注目。尽管已经关注到帕金森病患者使用安慰剂的效应，但没有人想到安慰剂实际上可能会模拟治疗的生物学效应。这个试验排除了患者主观感觉的干扰或其他因素导致的症状减弱，因此试验结果是显著的、真实的，在生理反应上的效果与真正的药物相同。

一个小时左右，罗珊娜的药已失效，试验也结束了。她告诉我，虽然脑中有植入物，但是今年夏天她仍然打算去维西利亚游泳，也不会浪费时间担心她的疾病会发展。她说："活在当下，不去想遥不可及的未来。我也一直都是这样想的，这种病什么也不能改变。"罗珊娜拿出手机，自豪地向我展示了一张照片：她的花园里大约有 140 千克柠檬。当她站起身离开时，瘦小的身体随风摇曳，似乎风随时能把她吹走一样。

在了解了帕金森病患者有关应用安慰剂的研究之后，我深感震撼，但心中疑惑更多。如果意识和信念可以跟药物有相同的效果，那为什么我们还需要药物治疗呢？安慰剂适用于所有的疾病，还是只是个别情况？仅仅只是心中期望有所改变就能产生生物效应吗？为了解除困惑，我决定亲自去拜访贝内德蒂。虽然这里是他的实验室，但他并不在这里。为了找到他本人，我不得不到距离都灵北部 120 千米远的地方走一趟，那里海拔大约 3 700 米。

## 大卫　男　青壮年　高原反应

我站在悬崖边上，俯视着山间皑皑的白雪。在白雪的映照下，高山上的乌鸦显得特别的黑，不时地向下俯冲，山峰仿佛盖了一层厚厚的毯子，皱皱巴巴一直延伸到远处的地平线。在稀薄的空气中，声音显得瓮声瓮气，−10℃的环境有种刺骨的寒冷。我身后是一片巨大的冰山：罗萨高原冰川。这里海拔约 3 500 米，处于科学家所形容的"高海拔"和"特别高的海拔"之间。在阿尔卑斯山脉，这几乎是你所能达到的最高点。在这里，只有马特宏峰（Matterhorn）的标志性高峰能再高约 800 米，锐利的尖峰几乎将湛蓝的天空切割开来。

清晨，高原荒无人烟。不久，一辆巨大的缆车朝这边滑过，透明的车窗显出它满载着的衣着鲜艳的滑雪者。他们从我身边经过，朝着冰川的浅坡滑去，几乎没有注意到坐落在山腰上的一个金属棚子。它的一半埋在雪中，周围都是脚手架。

棚子里面是贝内德蒂。他高大而热情，穿着黑色的滑雪裤和羊毛呢大衣。这是他的高空实验室，里面像桑拿房一样铺了松木地板，堆满设备。他带我四处看看，指着漏水的屋顶说："夏天这里会很糟糕。"随后让我参观了屋内一台大约 3 米长的红外望远镜。

贝内德蒂把望远镜另一边的空间腾了出来，用来放置直升机带来的所有物资。棚内还有一个基本的生活区和厨房，卧室区域有两张小床铺及睡眠监测器，屋外是十分壮丽的景色。国际边界线贯穿小屋，所以生活区在意大利，而实验室却在瑞士。

隔壁房间里配置了一堆机器和显示器，有许多不停闪烁的灯和开关，书架上塞满了文件。电线穿过天花板，大大的绿色煤气罐靠在墙上。各种各样的噪音充斥我的耳朵："嗡嗡"声、频率不同的"咔嗒"声、周期性发出的"嘶嘶"声，以及行走在踏步机上沉重的脚步声。在踏步机上行走的是贝内德蒂的实验对象，他是一名健壮的年轻工程师，名叫大卫。

贝内德蒂之所以选在这里，是因为这里稀薄的空气构成了完美的试验环境，有助于研究另一种名叫"高原反应"的安慰剂效应。他将健康志愿者带到这里，利用稀薄的空气诱发其高原反应的症状，然后利用志愿者自己的信念和期望来改善症状，并监测其生理效应。

高原反应是由缺氧引起的。当我们在海拔较高的地区旅行时，空气中氧气的比例保持不变，但空气密度变小，这就意味着我们呼吸时氧气不足。而这里是在海拔 3 500 米以上，氧气密度只有海平面氧气密度的 2/3，这可能会引起头晕、恶心、头痛等症状。对于那些来罗萨高原的滑雪者，通常建议他们花一夜的时间缓慢到达这里，从而能更好地适应环境变化。但是为了最大限度地表现出贝内德蒂所实验的高原反应，大卫从都灵到这里只用了 3 小时。

假如有根滑雪杖，表情专注的大卫看起来会像一个探险家。而此时的他戴着一个装有无线电极的黑色氯丁橡胶帽，这是用来监测他的大脑活动的。同时，他的胸部连接着各种传感器，以监测其神经系统活动、体温、心脏生物电活动和血氧饱和度。这些数据通过无线传播至秒表大小的黑色记录仪内。贝内德蒂告诉我，跳伞运

**自愈力的真相**
Cure

动员菲利克斯·鲍姆加特纳在跳伞高度破纪录的时候使用过同样的系统，这个系统价值 15 000 欧元。不同的是"我们的高度只有大约 4 千米，而不是 40 千米"。

大卫一直在运动，贝内德蒂始终看着 iPad 上的数据。黑色显示屏上的绿色线条代表了大卫的心脏跳动。数字显示的是他的血氧饱和度。在通常情况下，人在海平面上的血氧饱和度在 97%～98%，而现在已经下降到 80%。旁边的电脑屏幕上，黄色、红色和蓝色的波浪线代表大卫的大脑活动。

大卫走了 15 分钟后戴上一个氧气面罩，连接着胸前一个白色的小氧气瓶，贝内德蒂解释说，这样易于测试。但贝内德蒂没有告诉他还有我，面罩并没有连接到真正的氧气，因为氧气瓶是空的，也就是说大卫正在呼吸的是假氧。

贝内德蒂认为安慰剂效应存在于生活的各个方面，无论是音乐抑或是性生活，都存在安慰剂效应。他的意思是，假如给我一杯葡萄酒，并且告诉我它的口感有多棒，那么就会影响我的口感；假如我的病房外景色十分秀丽，那么我就会康复得更快。"我们是感官动物，"他说，"心理因素在各种情况下都占据很大比重。"

贝内德蒂对心理因素如何影响我们的身体产生兴趣始于 20 世纪 70 年代，那时他刚进入都灵大学，开始他的神经学家的职业生涯。他注意到，进行临床试验时，安慰剂组的患者往往跟那些接受活性药物的患者恢复得一样好，甚至更好。后来，他看到了一篇相关文献，这彻底改变了他的生活，更不用说世界都正在认识和了解的安慰剂效应了。

科学家最近发现了一种在大脑中产生的分子，称为脑内啡肽，它们是天然的止痛剂。脑内啡肽是阿片样肽，就是说它们与吗啡和海洛因同属一个化学物质家族。众所周知，这些药物对人体的影响十分强大，人体自身可以生成类似结构的分子。第一次我们得到启示，大脑自己也能产生自己的药物，从而缓解机体症状。

加利福尼亚大学旧金山分校的神经科学家乔恩·莱文想知道，这是否有助于解释安慰剂是如何缓解疼痛的。科学家普遍认为，因为患者在某种程度上被安慰剂欺骗，所以意识上会认定自己的疼痛比实际情况要轻。但假如是因为服用了安慰剂以后引发这些天然止痛药的释放呢？那么疼痛的减轻就是真实的。莱文通过测试刚刚接受过口腔手术的患者来验证自己的想法。超过 1/3 的患者在静脉滴注生理盐水后表示疼痛大大缓解，他们认为这是一种强效止痛药。接着，莱文仍然在他们不知情的情况下给予纳洛酮，这是一种对抗内啡肽作用的药物，结果，患者又开始疼痛了。

贝内德蒂说，由此，"安慰剂的生物学效应诞生了。"这是安慰剂效应通过生化途径发挥作用的第一个有力证据。也就是说，如果有人服用安慰剂并感觉到他的疼痛缓解了，这不是假的，这种生理机制产生的效果与其他药物的表现一样。贝内德蒂想到，这也许可以解释为什么安慰剂组的患者在他其余的试验中也表现良好。他表示："我决定探索一下他们的大脑里是否也发生了变化。"

贝内德蒂致力于揭开安慰剂效应神秘的面纱，便从疼痛缓解开始。在试验过程中，他发现了很多能由我们的意念触发产生的天然化学物质，这些物质能促使我们的痛感在有或无之间来回转化。当人们服用安慰剂代替阿片类药物止痛时，它并不仅仅只缓解了疼痛，而且也像阿片类药物一样减慢了呼吸频率和心率。他甚至还发现，一些曾经被认为能强效止痛的药物结果却对痛感本身没有直接的止痛作用。

阿片类镇痛药通过与脑内啡肽受体结合而起作用，这种机制不受我们是否知道自己服用了某种药物的影响。贝内德蒂表示，除了这种作用方式，这些镇痛药与安慰剂的作用一样，也能唤起我们的疼痛将会缓解的心理预期，这又导致大脑中释放出天然的内啡肽。第二个途径确实取决于我们知道自己已经服用了某种药物，并对此有积极的期望。令人难以置信的是，贝内德蒂发现，有些曾经被认为是强力止痛的药物只能通过第二种途径发挥作用，也就是说，假如你不知道自己服用了它们，那么这些药物就没有效果。

然而，这只是一种安慰剂作用机制。贝内德蒂发现，能使疼痛缓解的安慰剂

**自愈力的真相**
Cure

效应不是由内啡肽介导，因此也不能被纳洛酮阻断。随后，他转而继续研究与帕金森病相关的安慰剂效应，而我从弗里萨尔迪那里了解到的研究内容是通过另一种机制发挥作用的：多巴胺的释放。然而到目前为止，安慰剂效应的研究层面和系统还很局限，可能还有很多其他方向与之相关。贝内德蒂指出，安慰剂效应不是单一出现的现象。大脑产生的不同成分像一个天然药房一样，各种成分在里面发生"熔炉"反应，继而导致安慰剂效应出现。

在阿尔卑斯山上，贝内德蒂又开始研究安慰剂对高原反应的作用。当我们处于高海拔时，血液中的低氧状态促使大脑产生前列腺素这一化学信使。这些神经递质可以引起各种各样的生理改变，例如血管扩张，以帮助吸进更多的氧气供身体利用。但同时这些改变也被认为能导致头痛、眩晕和恶心等高原反应。那么，假氧治疗能阻断这个途径，从而缓解症状吗？

就在这时，大卫完成了半小时的定时训练。受高海拔影响，他看起来很虚弱，摇摇欲坠，贝内德蒂扶着他向前走了几步并帮助他坐下。对于一个几小时前还处于海平面上的人来说，他刚刚在踏步机上的表现相当出色。贝内德蒂后来告诉我，与没有给予安慰剂的对照组相比，分析大卫和其他志愿者的结果后发现，假氧在其大脑中确实也产生了生物学效应。即使血氧含量保持不变，前列腺素水平和血管舒张的情况也减少了。当志愿者体验安慰剂效应时，他们大脑的反应就像他们正在呼吸真正的氧气一样，这种情况减轻了症状并使他们表现得更好。

## 在可控的条件下，
## 如何用好安慰剂效应

安慰剂效应的局限性有两个重点。

第一，凡是能通过心理期望治疗而好转的都只限于身体本身已经存在的。例如，呼吸假氧能使大脑觉得空气中有足够的氧气供应从而出现反应，但是它并不能真正增加血氧含量。同样这个原理也适用于医疗上的情况。安慰剂能帮助患有囊性纤维化的患者更容易呼吸，但并不会增加其肺部所需要的已经缺失的蛋白质；也不能使已经截肢者再生长出一条新的腿；对于 1 型糖尿病患者来说，安慰剂同样不能代替他们缺乏的胰岛素。

第二，经过一系列安慰剂研究，我们不难发现，有些线索逐渐变得清晰，即由心理期望引导的作用往往只局限于意识能控制的症状，如疼痛、瘙痒、皮疹或腹泻，以及认知功能、睡眠和咖啡因、酒精等药物的影响。另外，安慰剂效应似乎对抑郁、焦虑和上瘾等精神疾病尤为有效。

事实上，它们可能是许多精神科药物的主要治疗方式。哈佛大学心理学家和安慰剂研究计划副主任欧文·基思利用信息自由法，迫使美国食品药品监督管理局分享由医药公司发送给他们的临床试验数据。这透露了医药公司一直隐瞒的真相，那就是，在大多数情况下（危重患者除外），如百忧解等抗抑郁药物与安慰剂差不多或几乎没有效果。另外，贝内德蒂发现，广泛用于治疗焦虑症的安定，除非患者知道他们正在服用它，否则没有任何效果。"我们对安慰剂了解得越多，"他说，"就越能知道临床试验的许多阳性结果都归因于安慰剂效应。"

安慰剂非常容易影响我们的感受，但是很少有证据表明它们能影响意识控制不了的因素，如胆固醇水平或血糖水平，而且它们似乎并不强调主要过程或疾病原因。邦妮·安德森做的假手术减轻了她的痛苦和肢体活动障碍，但脊椎并未得到真正的修复。一项有关哮喘病的研究发现，尽管哮喘病患者表示在服用安慰剂后呼吸变得更轻松，但测量其肺功能的客观指标并没有改变。临床实验中的癌症患者应用安慰剂后，对疼痛的忍耐度和生活质量有显著改善，但是安慰剂组患者肿瘤缩小的比例却较低。

这些都是重要的制约因素。因为安慰剂不是在每种情况下都能奇迹般地保护我们，因此我们不能放弃药物和治疗。另一方面，虽然安慰剂是以大脑和身体能预知的生理变化为基础，从而进行主观引导并改善症状的，但这并不意味着它们

**自愈力的真相**
Cure

对医学没有潜在的应用价值。

医学上，许多治疗方法都是针对症状，特别是当基础疾病难以诊断或治疗时。肿瘤的生长和生存时间对于癌症患者至关重要，但疼痛的控制和生活质量的提高一样重要。仅仅只告诉患有纤维肌痛或肠易激综合征的患者他们的身体没有器质性病变，这并不会给他们太多的安慰；抑郁症患者自杀意念的改变可是意味着生与死的区别。

在试验中，安慰剂效应往往十分短暂。也有证据显示，临床实践中安慰剂的作用可以维持数月甚至数年。在 2001 年美国公布的试验中，研究人员将流产的人类胚胎神经元植入帕金森病患者的脑内，希望这些神经元能够在脑内开始成长并分泌多巴胺。但试验最终失败了，因为治疗组和安慰剂组比较后无显著差异。而有差异的是，患者的意识认为自己应该是哪一组的。一年后，那些认为自己接受过移植手术的人比那些认为自己接受安慰剂的人恢复得更好，这是根据他们的报告分数得出的。

当然，恢复更好的患者，可能猜测他们自己是已经接受了移植的那部分人。但分析这项研究数据的研究人员认为，有影响的远不止这些，因为在过去一年中，"安慰剂效应非常强"。罗珊娜拒绝相信自己已经患病，可能是为什么她的病在确诊后很多年依然进展缓慢，而本研究结果也暗示她的做法可能是正确的。

从表面上看，安慰剂似乎很神奇，益处良多，没有不良反应，基本上又是零成本。但是，一直存在的一个很大问题是，医生可能会承认安慰剂的效果从而拒绝再使用药物治疗。医生必须一直对患者撒谎才能让安慰剂发挥作用，误导他们认为自己正在接受积极的治疗，但真正的治疗并不存在。因此，评论家认为，无论安慰剂的潜在好处如何，如果其危害了医生与患者之间最基本的信任关系，也是不值得的。

然而，在过去的几年中，一些科学家开始提出这一传统思想是错误的。他们的结果可能会颠覆整个传统医疗。

# 远离负面思维能防止患者
# "越想越病"

**琳达·博南诺** 女 67岁 肠易激综合征 ————————

第一次见到琳达·博南诺时，她给了我一个大大的拥抱，然后带我参观了她的小公寓。这间公寓位于马萨诸塞州梅休因市，离高速公路很近。公寓虽小，但很整洁，房间内摆放着很多带框架的照片、香熏蜡烛，还有满眼的绿色壁纸，桌上放着茶具和杏仁饼干。虽然琳达·博南诺已经67岁了，但是她看起来像年轻人一样，拥有一头浓密的褐色短发，不时发出少女般的笑声。她告诉我："别人都认为我的头发是染的，但其实并不是。"她在我面前走来走去，直到我尝了一块杏仁饼干后才在我对面坐下，给我讲述她与肠易激综合征的斗争史。

她的语速很快。她说自己第一次发作是在20多年前。那年，她经营了23年的婚姻破碎。她一直梦想成为一名理发师，但她却在一家工厂上班，操作机器制造手术刀片，每周还要花60个小时与前夫打离婚官司，此外，还要照顾她4个孩子中年幼的两个。她说："那时的我，如同生活在地狱里。"在离婚的那一年中，她开始遭受腹痛、腹泻和腹胀的折磨。

自那以后，每当她压力大时，这些不适就会接踵而至。后来，她从工厂下岗，她们的工作被外包给墨西哥。她参加了医疗助理师培训，希望能找到一份按摩师的工作。培训合格后，她却发现没有相应的招聘岗位。最后，她终于找到了一份兼职工作，但肠易激综合征带来的痛苦却又使她不得不放弃这来之不易的工作。

肠易激综合征还毁掉了她的社交生活。她说："症状严重时，我甚至无法迈出家门。我在痛苦中煎熬，一整天都离不开厕所。"即使买东西，也必须选择离厕所较近的商店（她对附近厕所的位置了如指掌）。她说："这就是我20年来所过的生活，真的不堪回首。"现在，为了照顾年迈的父母，她不得不与这种生活方式抗衡。她的母亲独居，而她患有阿尔茨海默病的父亲住在养老院。她的弟弟死在越南，孪生姐姐在18年前因癌症去世，她是唯一一个能照顾父母的人了。

说到这里，她的脸开始有了光彩，她说："不过，我会去旅行，去英国，做一切我喜欢的事。"这让我有些云里雾里，直到突然意识到她在谈论谷歌地图。我很好奇，她随即带我来到她的电脑旁，电脑被放置在一张夹在沙发和微波炉之间的桌子上。她打开谷歌地图，迅速找到了位于伦敦的白金汉宫。

很显然，琳达在这座宫殿上花费了不少精力。她对宫殿的布局如数家珍，她将图片放大，试图透过窗户欣赏宫殿内的景色，然后又很快地跳转到宫殿后方，观赏私人花园。除了白金汉宫以外，她还喜欢位于加勒比海地区的阿鲁巴和位于美国的名品购物街罗迪欧大道。有时，她还会在地图上找到一些退休后搬到肯塔基州或加利福尼亚州的老工友的住址。虽然由于身体和家庭原因，她永远无法去拜访他们，但却可以在地图上找到他们的所在。

这些年，琳达像其他许多患有肠易激综合征的患者一样，辗转于各个医生的门诊，检测了过敏原和不耐受食物，并且努力戒掉了谷蛋白、脂肪、番茄等食物，但是，她发现这些努力都是徒劳，她的症状并未减轻。直到有一天，她参加了一项由哈佛大学特德·卡普丘克教授主持的课题，这项课题足以颠覆人们对整个安慰剂研究领域的认识。

"这真的难以置信。"当我喝了一口茶，把第二块杏仁甜饼塞进嘴里时，琳

自愈力的真相
Cure

达说道。因为肠胃病，她参加了一项临床试验。这项临床试验由哈佛大学的安东尼·伦博和特德·卡普丘克教授合作完成。试验开始时，伦博递给她一个装有胶囊的透明塑料药瓶，胶囊内部装有米色粉末。饱受多年肠易激综合征折磨的琳达，对能够尝试最新试验药物感到激动不已。然后伦博告诉她，这个药是没有药效成分的安慰剂。

琳达对安慰剂的所有了解源于她作为一名医疗助理时所接受的培训，她认为服用安慰剂是一个愚蠢的想法。"我说，来吧，看看这些糖丸是怎么起作用的？"她说，"但我还是做了他要求我做的一切，因为我对自己的病已经绝望了。"她把药瓶拿回家，一天服两次。

"我只在第一天按时服药了，随后就把它忘了。"她说，然后令人惊奇的事情发生了。几天后，她发现自己的症状完全缓解了。"我觉得棒极了。没有痛苦，没有症状，没有不舒服。这东西竟然起作用了。"

在试验的 3 个星期里，琳达过上了生病前的正常生活。她可以吃想吃的东西，去想去的地方，而不用担心附近是否有厕所。她还和朋友一起去看电影，在橄榄园参加庆祝晚宴。然后，她开始害怕研究的结束。"当试验进行到第 3 周，我想，不，我不能离开这些药。"她恳求伦博给她更多的安慰剂，但他解释说，一旦试验结束，他便无法通过伦理批准给她开这些药物。试验结束后第 3 天，琳达的症状复发了。

琳达不是唯一从安慰剂中获益的患者。特德·卡普丘克的临床试验纳入了 80 例长期罹患肠易激综合征的患者，其中一半的患者接受了一个疗程的安慰剂治疗。医生告诉这些患者，尽管胶囊中没有有效成分，但它们可以通过身心调整、自我治愈过程来发挥作用。

"每个人都认为这是不可能发生的。"特德·卡普丘克说。这项研究结果最终于 2010 年公之于众，研究发现，那些服用安慰剂的患者与未接受任何治疗的患者相比，症状显著改善。在一项纳入 20 例抑郁症女性患者的研究中，特德·卡普丘克也得到了类似的结果。在 66 例偏头痛患者的研究中，服用药物、安慰剂或未接受任何治疗的所有患者中头痛共发生了 450 次，安慰剂组患者与未接受任何治疗组相比，头痛发生率减少了 30%，特德·卡普丘克说，"这个结果出乎我们的意料"。

虽然现在琳达的症状再次复发，但人们对安慰剂效应却有了新的认识。担心欺骗患者是我们在治病过程中使用安慰剂的一大障碍，但特德·卡普丘克的研究表明安慰剂同样能够起到治疗作用。

"你知道我异于常人吗？"特德·卡普丘克教授双眼直视着我，我能感到这件事情让他十分自豪。"是的。"我回答。

特德·卡普丘克教授的家位于马萨诸塞州剑桥的一条郁郁葱葱的小路上，他在那里工作和生活。如果你不了解他所经历的不寻常的过去，你就很难理解眼前这位哈佛大学教授的任何事情。而事实上，他特别的气场已经渗透到我们周围的每一个角落。

卡普丘克教授要求我进门时脱掉鞋子，之后为我递上了一杯伯爵红茶。屋内装饰十分典雅，摆放着各色家具，充满了当代艺术气息，木质的地板上铺着波斯地毯，客厅里陈列着巨大的黄铜茶壶，书架上摆满了一排排书籍，有烫金的中文精装书籍，也有像《犹太人的衣柜》(The Jewish Wardrobe)、《尼泊尔的蜂蜜猎人》(Honey Hunters of Nepal) 等英文书。窗外是一座修剪整齐的小花园，浅绿色和粉红色搭配得和谐美好，相得益彰。

特德·卡普丘克有一双棕色的大眼睛，花白的头发上戴一顶黑色的无檐便帽，手上戴着几枚金戒指。我希望他能讲一讲自己的故事，讲一讲是什么引导他一步步走向今天的成就。他皱了皱眉，停顿了一会儿说，这一切开始于几十年前，那时他还是一个学生，准备前往亚洲学习传统中医。

对于这个决定，他将其归因于 20 世纪 60 年代的疯狂。"我想做一些反帝国主义的事。"而且，他热衷于东方宗教和哲学。

在中国待了 4 年后，他获得了中医学位，然后回到美国，在剑桥开了一家小

自愈力的真相
Cure

型针灸诊所。他诊治了各种各样的患者，这些患者中大部分患有慢性病，如消化系统、泌尿系统和呼吸系统等问题。但年复一年的工作使他对自己作为一名医治者的角色感到越来越不安。他看起来似乎十分擅长自己所做的事情，甚至有些过了。他看到很多患者不可思议地痊愈了，有时甚至在接受治疗前便不治而愈。

"我能够让那些患者在离开我的办公室时与进来时截然不同，"他说，"而这只是因为他们坐下来和我交谈了一番后，我写了一个处方。我对此很震惊，难道我有特异功能？这绝对不可能。"

特德·卡普丘克断定自己并没有超能力，而且，他认为患者病情的显著改善与他所开的药方没有任何关系。他们奇迹般地康复背后另有原因，而他对此颇感兴趣。

1998年，同样位于特德·卡普丘克诊所所在的那条街上的哈佛医学院准备招聘一位中医专家。美国国家卫生研究院设立了一家研究中心，专门为替代和补充医学的科学研究提供资金。尽管与已有的研究癌症或遗传学等方面的国立研究中心相比，它的规模很小，但它有望成为哈佛大学研究经费的一个可靠的新来源。

"但那里的人没有一个人懂中医或替代医疗，所以他们聘用了我。"特德·卡普丘克说。

然而，他没有直接研究中医，而是研究了安慰剂效应，看看是否可以解释为什么他的患者会不治而愈。那时，贝内德蒂主要对安慰剂效应的分子和力学感兴趣，而特德·卡普丘克关注的焦点则是人。他提出的问题主要围绕心理学和哲学展开。为什么治愈的期望会如此深刻地影响我们？安慰剂效应可以分解吗？我们所接受的安慰剂类型或医生对我们的态度等影响因素是否会影响治疗的效果？

在他的第一次试验中，特德·卡普丘克比较了假针灸和假药丸这两种不同的安慰剂在270名持续性臂痛的患者中的疗效。从传统的观点来看，这个研究没有任何意义，对比两种根本无效的疗法简直是无稽之谈。然而，特德·卡普丘克却真真切切地发现了二者的疗效差异。安慰剂针灸能够更有效地减少患者的痛苦，安慰剂药丸能更好地改善患者的睡眠。

这就是安慰剂效应存在的问题，它存在于各种试验中，虽然无法衡量却又无法完全避免，效应短暂而又飘忽不定。安慰剂效应的变化取决于安慰剂的类型，其产生的影响在不同的人、环境和文化中各不相同。例如，在一项研究溃疡药物的试验中，对安慰剂有反应的人的百分比在丹麦为 59%，而巴西只有 7%。同一种安慰剂可以产生正面或负面的影响，也可以没有任何影响，这取决于它是怎么被应用的，而且这种影响可以随着时间的推移而发生改变。安慰剂效应的不确定性使得人们对其产生了一种新的认识，认为它即便不是完全荒谬的，也有些不科学。

但它并非完全荒谬。特德·卡普丘克说，实际上，这些结果表明，长期以来科学家们对安慰剂效应的了解是很落后的。当他到哈佛大学时，那里的专家告诉他，安慰剂效应是惰性物质所起的作用。这是一个普遍的观点，但特德·卡普丘克并不认同。他指出，根据定义，惰性物质是没有任何作用的物质。

事实上，是我们对惰性物质的心理反应产生了所谓的安慰剂效应。无论是假针灸还是假药丸，其本身并不起任何作用。但患者以不同的方式去理解它们，他们的症状就会产生相应不同的变化。

这个观点得到了密歇根大学人类学家丹·穆尔曼（Dan Moerman）的支持。在对安慰剂研究感兴趣之前，他研究的是北美土著居民中医生使用的草药方。他分析了那些溃疡试验。丹·穆尔曼认为，真正发挥作用的其实是附着于各种治疗方法上的象征性意义，而非治疗手段本身。这种象征性意义与治疗紧密相关，治疗手段本身可以是任何有效或无效的疗法，形式也并不局限。他想把安慰剂效应的说法改为"象征性意义效应"，但未被广泛接受。

在一次电话采访中，穆尔曼向我提及贝内德蒂的一项关于给从手术中苏醒的患者静脉滴注止痛药物的研究。一组患者由医生给药，医生会告诉他们发生了什

自愈力的真相
Cure

么事。另一组患者秘密地接受药物注射，由计算机操控。穆尔曼说："两者唯一的区别就是人与人之间的互动和言语。"然而，这种人与人之间互动的力量是惊人的。经由医生之手获得药物的患者中，有50%的人疼痛得到了缓解。这项研究包括4种不同的药物，4种药物得到了相同的结果。"我根本看不到任何安慰剂，"穆尔曼说，"我看到的是穿着特定制服的临床医生。"他认为我们应该看看那些除药物之外使我们感觉更好的东西，比如白大衣、听诊器、闪闪发亮的医疗设备，而不是将目光仅局限在假药丸本身。

他还指出，过去30年中进行的抗抑郁药的临床试验中，药物治疗抑郁症的效果越来越明显，这其中也包含了安慰剂效应。穆尔曼把治疗效果的增强归因于媒体报道和广告，它们增强了大众关于抗抑郁药有效性的意识和信念。

美国主持人奥普拉曾说，"每一本杂志上都有抗抑郁药的广告，而抑郁症患者可能会读到这些广告""现在大家都知道药片能治愈抑郁症"。我们把重点放在安慰剂对个人的象征性意义上，而不是惰性治疗本身对人所起到的作用。这种突然转变的观点有着巨大的意义。

但是，当特德·卡普丘克问参加临床试验的患者是怎么看待他们服用的药丸时，他听到了一些截然不同的信息。贯穿所有安慰剂效应的中心法则是，为了使它起作用，你必须相信你接受的是真正的治疗。在试验过程中，患者经常会体验到大量的安慰剂效应，他们可能在药物治疗组，也可能在安慰剂组。科学家一直认为，这是因为人们忘记了他们可能在安慰剂组。然而，特德·卡普丘克发现事实并非如此。他说："受试者们在双盲试验①中快要被逼疯了。每个人都担心自己是否在服用安慰剂。这个问题每天都困扰着他们。"

那为什么他们还能体验安慰剂效应呢？他提出了最大胆和最特立独行的想法。

有一天，邮递员敲门，当我打开门时，他递给我一个标有"易碎品"，看起

---

① 受试者和实验者不知道哪些受试者接受哪一种处理的实验技术。

来像儿童玩具的黑色硬纸板。我打开硬纸板，发现泡沫包装里面有一个透明的塑料小药瓶，药瓶里装满了蓝色和白色的胶囊。瓶身的标签上写着：Metaplacebalin Relaxant Capsules，每日 3 次，每次口服 1 ~ 2 粒。这是我自己的安慰剂。

由于特德·卡普丘克为公开安慰剂标签的想法提供了科学支持，很快一些私营企业便开始在网络上销售安慰剂药品。谷歌快搜变成了安慰剂的世界。Aplacebo 公司总部位于英国的切姆斯福德，该公司在官网上链接了特德·卡普丘克的研究成果。这家公司提供一系列的产品，包括空瓶子和为达到不同期望效果而用不同颜色包装的喷雾剂（自己加水），甚至是通过消息发送的虚拟安慰剂。

这类产品并不便宜，价格在 10 ~ 25 美元之间，但正如网站所指出的，研究表明，安慰剂费用越高，其起到的效果越好。这可能是因为我们本能地认为，治疗费用越高，效果越好。当我的胶囊被送来后，我把它们放在厨房的橱柜里，旁边是其他药物，它们看起来非常棒，明亮的糖果蓝色使得它们几乎散发着耀眼的光芒。

几周后的一天，我几乎花了一整天的时间照顾两个生病的孩子，晚上终于把他们哄睡觉后，我便利用休息时间来工作，但偏头痛再次发作了。我打开厨房的橱柜，把药瓶拿出来。我不知道特德·卡普丘克的研究结果是否只是巧合，也不知道安慰剂在日常生活中是否真的可以帮助我。

当然，医生和药物公司已经在使用安慰剂效应。正如贝内德蒂所进行的关于公开或秘密输注止痛药物的试验所显示的那样，每次获得药物，我们都会体验到安慰剂效应。最终获益其实是药物有效成分和安慰剂效应共同作用的结果。一些药物，其效果几乎完全取决于它们的化学成分，例如安慰剂他汀类药物对胆固醇水平的影响就不大。而另一些药物，例如抗抑郁药这种主要针对精神症状起作用的药物，其效果并不完全取决于它们的化学成分。

利用安慰剂效应的一种方法是增强与我们服用的活性药物药效相关的安慰剂。安慰剂的一个问题是，它并不是对每个人都起作用。但有很多设计方法可以使安

自愈力的真相
Cure

慰剂在更多的人群中引起更强的安慰剂效应。研究表明，在给人们制造一个药物非常有效的印象后，这个有效的药物会产生更强的作用。

大药丸往往比小药丸更有效。例如，一次服2片药要比一次服1片药的效果好；一个有广为人知的品牌名称标记的药丸要比没有品牌名称标记的药丸效果好；彩色的药丸比白色的药丸更有效，虽然哪种颜色最有效取决于你试图创造的安慰剂效果。蓝色药丸有助于睡眠，而红色药丸有助于缓解疼痛，绿色药丸则对焦虑最有效。干预的类型也很重要：治疗手段越剧烈，安慰剂效应就越大。通常，外科手术比静脉注射效果好，静脉注射优于胶囊，胶囊优于药丸。

文化的差异强调任何影响并不依赖于安慰剂本身，而是取决于它们在我们眼中所象征的意义。例如，蓝色药丸通常被认为有助于改善睡眠，但对于意大利男性来说，却具有相反的作用。这是因为，蓝色是他们国家足球队的颜色，他们觉得蓝色能够使他们振奋，而不是放松。在美国，注射剂比药丸的安慰剂效应强，但在欧洲却不是这样，那里的人们有很强的文化信仰，他们相信药丸的效果更好。

安慰剂是多么令人惊喜的东西啊，同时我们也发现了安慰剂令人信服的机制。我们有意地服用无药效的药丸，来激发我们的精神，解决诸如抑郁症、高血压、消化不良、疼痛或睡眠障碍等问题。

特德·卡普丘克表示他很喜欢这个观点："我认为目前人们存在过度用药的问题。"他认为，患有疼痛或抑郁症等需要长期服用药物来治疗的慢性病人群，最适合使用安慰剂，而使用的前提是，他们所服用的药物本身除了安慰剂作用之外并无其他作用。对于患有疼痛或抑郁症等类似慢性疾病的患者，他建议，在病情恶化而必须使用有活性成分的药物之前，患者可以试用一个疗程的安慰剂。

他不确定这个想法是否能够得到医生的认可。有时在讲座时他会问在场的医生听众，在有不可否认的证据证明安慰剂在某些特定情况下确实有效时，他们是否会为患者开具这些无药效的安慰剂。没有一个人举手。英国埃克塞特大学的埃德萨德·恩斯特教授就是这样一个持有怀疑态度的人，他主要研究的是替代医疗。他反对未经证实的医学治疗的使用，例如顺势疗法。他说，他反对使用"开放标签"的安慰剂，即使这被证实是有帮助的。

"我们应该始终结合有效的治疗方法，最大限度地提高安慰剂效果。"他解释说。单独使用安慰剂可能意味着患者失去有效成分的治疗效果。

对于药物被证实有效的急性病症，这当然很有意义。如果我的儿子得了严重的感染，我需要给他用抗生素，而不是没有药效的假药丸。但是，特德·卡普丘克指出，在某些情况下，例如疼痛、抑郁症或肠易激综合征的患者，单独使用安慰剂与使用有活性成分的药物相比同样有效。同时，单独使用安慰剂使人们免于受到诸如成瘾等药物不良反应的影响。"我希望未来的医疗观念能够有所转变，毕竟，大家都希望减少药物不良反应，"他说，"而且，不希望依赖药物治疗。"

## 西蒙·博林布鲁克　男　中年　莱姆病[①] ————————

恩斯特曾反驳特德·卡普丘克说，我们很少会遇到无药可用的情况，即使在药物无效时，患者仍然可以采用其他治疗方法，例如物理疗法或认知行为疗法。但是特德·卡普丘克对安慰剂效应的信赖与西蒙·博林布鲁克一致。西蒙·博林布鲁克是来自埃塞克斯郡的情报分析员，同时也是 Aplacebo 公司的联合创始人，这家公司生产了我服用的胶囊。

当我问博林布鲁克为什么支持惰性药物售卖时，他告诉我，20 世纪 70 年代他在军队服役时被蜱咬伤了，当时部队在北罗德西亚（如今的赞比亚）。回国后，他开始出现一系列的症状，包括头痛、疲劳、关节疼痛和肌肉疼痛。医生对此感到不解。等到他的病情被诊断为莱姆病时，感染已经扩散到他的神经系统，而且他的神经系统已经被损坏得无法医治。

---

① 莱姆病为蜱传播的螺旋体感染性疾病，英文名 Lyme disease。

自愈力的真相
Cure

博林布鲁克坐在轮椅上，神经火烧火燎地疼痛。他说："我的神经系统不能正常工作，我很难分辨东西是热还是冷。做饭或洗澡时，我必须小心我所接触的物体，因为我不确定它们是否会烫伤我。"

医生给他开了多种药物来缓解他的症状，他曾一次服用包括止痛药、抗抑郁药在内的9种不同的药物，他说，虽然这些药物可以暂时缓解疼痛，但是药物本身也极大地影响了他的日常生活。药物的不良反应使得他的情绪极易产生剧烈波动。"我产生了自杀和杀人的倾向，"他说，"我不是一个正常人了。"

受到安慰剂研究的鼓励，他决定戒掉这些药物，即用他自制的惰性药丸慢慢地取代这些药物。他说，他现在几乎不再摄入拥有有效成分的活性药物。当我问他使用安慰剂控制疼痛与使用止痛药控制疼痛产生的效果是否一样时，博林布鲁克想了一会儿，随后说："对我来说，安慰剂效应似乎更有效。"

现在，他和一个朋友共同经营 Aplacebo 公司，在线销售安慰剂。他发给我的胶囊除了内部是空的，其他方面和传统的药物一样。这个商标设计得很巧妙，用术语为我们创造一个有效的、科学的药物印象，同时还有一个严格遵从用药说明的提醒，安慰剂的成分包括：氮、氧、氩、二氧化碳等，尽管它所列出的这些成分都是空气的化学组成成分，但仍然看起来非常像高科技。

尽管安慰剂具有令人信服的外表，但是我很难想象，人们会花辛苦赚来的钱去买这些已经公开承认没有任何作用的东西。销售安慰剂真的存在重大商机吗？博林布鲁克说："在某种程度上，Aplacebo 公司开始于一个玩笑，这是一种对我们自己的嘲讽，但它是真实存在的。"他承认这个公司目前还没有大订单，但是他坚信，随着安慰剂有效的科学结果的逐渐积累，以及人们对安慰剂存在有效性的意识的不断增加，总有一天他的产品会流行起来。

回到厨房，我打开安慰剂药瓶，倒出两粒胶囊，靠着水槽站立，像每次吃在柜台买的非处方止痛药一样，一杯水把它咽下。我思考着贝内德蒂的研究，勾勒出他在意大利都灵市的地下实验室的画面，并且我尝试想象内啡肽充斥着我的大脑。然后，我静静地等待着接下来发生的事。

大约 20 分钟后，我的疼痛真的消失了。我的危机解除了，又重新开始了工作，并且感觉到浑身充满力量。我知道，我所需要做的是控制我的大脑思维。

毕比·哈吉拉中学位于阿富汗东北部塔洛甘，校园内到处是摇摇欲坠的破旧的泥砖建筑。这里的女学生穿着黑色长袍，头上戴着白色头巾。教学楼外面一棵大树下摆放着破烂的木质书桌，她们就在这里上课。2012 年 3 月 23 日的早晨，课堂如平时一样进行，突然有人抱怨说闻到一阵恶臭。紧接着，一个接一个女学生开始感到虚弱、头晕目眩。几个小时内，100 多名学生和老师住院。媒体播放的图片显示了医院外面的武装守卫和校园内的混乱场景。拥挤的病房里挤满了痛苦的女孩，她们费力地呼吸着，身旁的女性亲属则帮她们扇扇子，以促进空气流通，缓解她们的症状。

当地警署的发言人阿瑟尔确信自己知道谁是罪魁祸首。他这样对 CNN 说："阿富汗的人民认为恐怖主义和塔利班正在做一些威胁女孩子的事情，以阻滞她们上学。我们现在正在对阿富汗实行民主，我们希望女孩可以接受教育，但是政府的敌人不允许这件事发生。"

在之前的塔利班政权统治下，女孩被严厉禁止出现在学校，但是在 2001 年极端分子被驱逐后，阿富汗女性赢得了教育权这一基本权利。然而，到学校上学仍需要勇气。一些女同学遭受了塔利班的酸性物体的袭击。在被塔利班控制的地区，由于安全原因，上百所女子学校已被关闭。据调查显示，一半以上的阿富汗父母把女孩子留在家里，以保护她们的安全。

这似乎是一次毒气攻击事件。这所学校所发生的这一事件是那一年阿富汗爆发的第 6 起类似事件。自 2008 年起，这个国家有 22 所学校超过 1 600 人在类似的情况下生病。这次中毒事件被认为是塔利班恐怖主义的一系列恐怖活动之一。阿富汗当局公布了一些证据，证明他们已经逮捕了犯罪嫌疑人，并且犯罪嫌疑人

自愈力的真相
Cure

已经招供，并暗示受害者中已经有人因有毒气体或供水而死亡。与此同时，当地和国际媒体出示了令人震惊的图片：受害者被抬上担架并挂上点滴。

然而，这一症状持续时间很短暂，所有的女孩子都康复了。虽然数以百计的血液、尿液和体液被测试，但她们都健康地回来了。采访了这所学校的女孩和老师后，世界卫生组织的工作人员发言说她们并没有中毒。这一事件，也许包括其他所有的一系列事件，都是由心理因素引起的。

这警告了我们：安慰剂效应也有不利的一面。精神可能会产生对身体有益的影响，但同时它也可能带来消极的症状。这一现象的官方术语是"反安慰剂效应"，因为伦理，它并没有被过多地研究。但是根据我们对安慰剂生物学效应的了解，阿富汗女孩并没有伪装。害怕或相信这些女孩将会生病导致她们出现真正的身体症状，甚至造成一些人短暂地失去意识。

历史上也曾有类似事件的报道。17 世纪马萨诸塞州萨勒姆市的巫医试验可能是由集体癔症引起的。更近的是 1983 年发生于约旦河西岸的女学生集体晕厥事件被归因于集体性食物中毒，以色列和巴基斯坦互相指责对方，直到官方调查得出结论，这些症状是由心理原因造成的，两国才逐渐停止骂战。

反安慰剂效应甚至能够解释巫毒诅咒力量的作用机制。克利夫顿·米多尔是范德比尔特医学院的一名医学博士。他花了许多年记录反安慰剂效应的事例。在 2005 年出版的《无名的症状》（Symptoms of Unknown Origin）一书中，他讲述了这样一则故事：在 80 年前，一个亚拉巴马州人被巫术诅咒，这个不幸的人去看一名叫德雷顿·多尔蒂的医生。这名患者很瘦弱，看上去几乎快要死去。最终，无论这个医师说什么也丝毫不能动摇患者的信念：他即将死去。多尔蒂决定施用计谋。取得患者家属的同意后，他给这名患者一次强烈的催吐，然后悄悄地从他自己的包里拿出一只绿色的蜥蜴，假装这只蜥蜴是从患者身体里出来的。多尔蒂医生告诉患者，女巫利用魔法在他体内孵出蜥蜴，现在这只邪恶的动物已经从他体内取出来了，他将会痊愈的。最终，这名患者真的完全康复了。

## 感觉好
## 并不意味着一切都好

我们无法确认多尔蒂这件充满戏剧性的事件的真实性，但是可以说明，这种影响不仅会在易受外界影响的女生或轻信巫术的受害者身上产生，任何人都可能受到其影响。某个人或某件事使你感到不舒服，这高度依赖于你的社会文化背景和你的信仰。如果巫医诅咒你，你可能会笑，但如果电视新闻报道称附近有恐怖气体袭击，或者一名穿白大褂的医生说你将会死于癌症，你往往会认真对待所面临的威胁。

最近美国和英国的研究发现，如果告诉（欺骗）志愿者他们被暴露在强大的Wi-Fi辐射中，或吸入环境中的毒素，受试的志愿者会出现身体不适。2007 年，美国医生报道了一例病例，一名来自密西西比州杰克逊岛的 29 岁男子，参加了一项抗抑郁药物的临床试验，而且对药物反应很好。然而，与女友争吵之后，他过量地服用了剩余的胶囊，结果心跳加速、血压明显降低，继而昏迷，并住进当地医院。在该患者加入试验组或安慰剂组的消息未到达之前，医务人员在 4 小时内给他输注了 6 升静脉液体，而后来传来的消息是该患者处于临床试验的安慰剂组，随后他的症状竟然在 15 分钟内就消失了。

事实上，当服用药物时，我们所体验的药物不良反应并不完全由药物本身导致，有时也受反安慰剂效应的影响。从抑郁症到乳腺癌的各种临床试验中，大约 1/4 的患者报告了不良反应，最常见的是疲劳、头痛和注意力不集中。这甚至会发生在安慰剂组。在一项研究中，意大利研究人员详细地讨论这一现象，他们随访了因心血管病而服用 β 受体阻滞剂阿替洛尔的 96 名男性患者，其中有部分人并不知道他们服用什么药，而另一些人则被告知这种药物可能导致勃起功能障碍，随后，两组患者发生不良反应的比例分别为 3.1% 和 31.2%。这一结果表明，在常规的医学治疗中，会有多达 1/3 患者在服用阿替洛尔后出现勃起功能障碍，因为在治疗过程中，患者知道他们在服用什么药物，并且被警告服用此种药物会出现

**自愈力的真相**
Cure

什么样的不良反应。但实际上在出现药物不良反应的患者中，只有 1/10 的病例是药物本身引起的，其余均是由患者的精神因素引发。

虽然反安慰剂效应可能有害，但从长远的角度来看，反安慰剂效应非常有意义。尼古拉斯·汉弗莱是英国剑桥大学的理论心理学家，他写了大量关于安慰剂和反安慰剂效应的论文。他认为如果我们看到其他人在旁边呕吐，或我们有充分的理由相信自己已经中毒，然后我们也会呕吐，实际上这是一个明智的举动。如果我们真的中毒了，那么这一举动就能够在早期挽救我们的生命。如果我们没有中毒，那么也无所谓，因为呕吐并不会对我们造成实质性的伤害。头痛、头晕、晕倒这些症状可以作为预警信号，提示我们应该逃离危险的地方，同时提醒我们应及时寻求医护人员的帮助。

从这个角度来看，反安慰剂效应是一种不能忽视的生物信息，它是由心理暗示触发所引起的，这表明我们所处的环境中可能存在对我们不利的因素。我们意识到周围的环境存在的威胁越多，越容易出现这样的症状。如果暗示足够强大，反安慰剂效应可以在任何人身上被触发。这是一种自我保护机制，或者正如特德·卡普丘克提出的，这就如同当你处于遍布蛇的森林中时，你看到一根棍子，你的大脑却认为它是一条蛇。

这也解释了为什么我们会出现积极的安慰剂效应，如果威胁、焦虑和消极的暗示能够诱发疼痛、恶心、呕吐的症状，那么相反，当我们感到安全或者自我感觉更好时，则会产生相反的效果，我们会放下心理防卫，压制疼痛等负面症状。安慰剂正是以这种方式渗进我们脆弱的神经。

汉弗莱认为，不管是哪种医学治疗策略——假安慰剂、替代药物，抑或常规疗法，都能触发这些原始的大脑回路，让我们产生一种被爱、安全或病情好转的错觉。于是，我们觉得自己病好了。

特德·卡普丘克认为，这可能是琳达和其他受试者在已知自己服用的是没有药效的惰性药丸时仍出现安慰剂效应的原因。一种可能性是他们有意识地期待安慰剂来帮助他们；另一种比这更深层次的原理是，当琳达拿到安东尼·伦博医生为她开的药时，"她实际上把医生带回家了"。他继续说道："她把医生的关心和爱护都带回去了。"

有些人比别人更能体验到安慰剂效应，同一个人在不同的时间出现的安慰剂效应也可能不同。这表明，与其他人相比，有些人天生消极症状的阈值比较高，但此阈值也可以根据其所面临的具体情况而上下浮动，如果他认为自己在布满蛇的森林里，就像被塔利班威胁包围的阿富汗女生一样，或者像琳达一样在照顾孩子和轮班工作的同时，还要参与一场混乱的离婚大战，身体对生物警告信号（如疼痛）就会变得更加敏感。

如果这个观点是正确的，那么我们会期待安慰剂通过消除我们的焦虑并使得消极症状的阈值增高，从而帮助我们战胜消极病症。当琳达参加安慰剂试验时，"她就像处于森林里的焦虑的人，"特德·卡普丘克说，"她的身体发生了一些改变，进而减少了她的痛苦。她也不再像以前一样那么关注她的痛苦了。"

2014年，由贝内德蒂主持的在罗萨高原进行的临床试验，其结果也支持这种观点，即在某些情况下，安慰剂效应通过清除原有的反安慰剂效应来发挥作用。76名学生参观了他被积雪覆盖的实验室。这些学生中其中一组被警告严重头痛是高海拔的不良反应，最终，该组发生严重头痛的人数较没有被警告过的那一组要多，且程度更加剧烈。贝内德蒂发现，两组学生头痛的发生均有生物学原因，即与前列腺素水平增加有关，而前列腺素会导致血管扩张。

这是一个很好的反安慰剂效应的示范。在低氧条件下，大脑会产生前列腺素，作为自我保护机制的一部分，以便身体能够携带更多的氧气。那些担心头痛的学生的这一机制被放大了，他们的焦虑导致大脑比以前更谨慎，并采取额外的措施来保护自己。

自愈力的真相
Cure

当学生服用阿司匹林后，阿司匹林可降低体内前列腺素水平，从而缓解两组学生的头痛症状。但最有趣的结果发生在他们服用安慰剂阿司匹林后，安慰剂阿司匹林同样起效。不过，它的作用比真正的阿司匹林弱，而且只在事先被警告的那一组有效。贝内德蒂总结到，安慰剂仅在清除致使头痛发生的反安慰剂成分上有效。它通过缓解焦虑，使大脑减少前列腺素的产生。

贝内德蒂不知道这一原则是否适用于任何类型的安慰剂反应，如果适用，这可能就被证明是"一种看待安慰剂的新方法"。这种安慰剂效应可能不会影响潜在的疾病进程。但无论我们的身体状态如何，它们都会提供一种方法最大限度地提高我们的生活质量，这说明我们并不能总是相信所感受到的症状。

"我和我的药丸交谈，"人类学家丹·穆尔曼高兴地说，"我说，'嘿，伙计们，我知道你们会干得很棒。'"他告诉我他的左膝疼痛，他使用这种方法来提高止痛药的效果，同时减少他服用药丸的量，现在他已经从 2 粒减到 1 粒了。

他认为我们如何服用药物和药物本身看起来像什么同等重要。目前这方面的研究很少。他和其他专家表明，我们能做的任何能提高我们对治疗的重视程度的事情，例如有效治疗或安慰剂治疗，都可能会提高我们所体验到的有益效果。

换句话说，不要随意地就把药丸扔到喉咙里。相反，你应该在服用药物时创造一种仪式。来自德国法兰克福奥德河畔法兰克福欧洲大学的心理学家和科学哲学家哈拉尔德·瓦拉赫（Harald Walach）建议，每天在同一时刻服用药物，即早晨洗漱完毕，或者祈祷、冥想时服用。欧文·基尔希（Irving Kirsch）是英国赫尔大学的心理学家，他与特德·卡普丘克合作完成了肠易激综合征研究。他建议，在服用药物时必须尽可能地确定自己到底想要药物或安慰剂产生怎样的效果。"在想象中改善症状。"他对我说。

或者可以请求他人帮助你摆脱痛苦。这方面的研究很少，但是汉弗莱和穆尔曼等专家认为与自己照顾自己相比，接受别人的医疗帮助可能会引起更大的安慰剂效应，因为它创造了更强的安全感。"虽然我认为对于我而言，和药丸交谈是一件非常好的事情，但是如果我的妻子和我一起做效果会更好。"穆尔曼说。

儿童特别适合这种类型的安慰剂效应。所有父母都知道，更多地亲吻孩子，绕着孩子擦伤的膝盖画心，在孩子出皮疹处擦上药膏，或给孩子喂一匙蜂蜜来减轻他的咳嗽等，可以对孩子的身体不适产生巨大的影响，即使它们含有很少或没有药用活性成分。

这对成年人似乎也有效。2008 年，特德·卡普丘克公布了一项涉及 262 例患有肠易激综合征患者的临床研究，这项临床试验只有安慰剂而不涉及有效治疗。试验中，第一组患者不接受任何治疗；第二组患者接受假针灸治疗，负责针灸治疗的医生很有礼貌但很冷酷，且从不与患者交谈；第三组同样接受假针灸治疗，但负责治疗的医生很温和，对患者也很关心，他们会与患者面对面地交谈 45 分钟，倾听他们的担忧并安慰他们。特德·卡普丘克知道针灸本身所带来的效果是什么，以及这些额外的临床护理所带来的改善究竟会发生什么。

在第一组内，28% 的患者表示他们在试验过程中得到了充分的缓解，第二组中，44% 的患者得到了充分缓解；而在接受假针灸同时得到充分情感护理的试验组中，这个比例高达 62%，而之前任何关于肠易激综合征的药物试验都没有得到如此大的改善。

特德·卡普丘克这项研究及其他类似的研究强烈表明，安慰剂研究中最关键、最重要的影响因素是医患接触。如果一名情感治疗师使我们感到被关心且有安全感，而不是感到受到威胁，这本身就可以引起我们的身体发生生物学改变，从而缓解我们的症状。这就是早些年前，特德·卡普丘克诊所中一些患者不可思议地痊愈，甚至在接受治疗前不治而愈的原因，即医患之间的互动和交流。

遗憾的是，由于预算和时间限制以及强调药物和物理治疗，医学界医患关系发展的空间越来越小。医生与患者接触的时间可能不到 10 分钟，双方把开处方看

**自愈力的真相**
Cure

得比进行一次长时间的令人安心的交谈更重要。具有讽刺意味的是，对于这个转变，特德·卡普丘克将其归咎于 20 世纪 50 年代医学上引入安慰剂对照试验。"在此之前，医生知道护理对他们的患者很重要，而且这是一种有效成分，"他说，"而现在变成了一堆数据和药物。"

现代医学对物理数据和客观检测手段的关注无疑促使医学取得了巨大的进步，但特德·卡普丘克认为，这也导致了医护人员对分子和生化途径的痴迷，而忽略了我们真实的感受。"现在，人们关注安慰剂唯一的原因是我们发现了安慰剂效应过程涉及一些神经递质，因为我的团队和其他很多团队利用神经影像发现了很多东西，"他说，"变得患者的主观感受不重要了。"

替代医疗填补了空白。顺势疗法等不包含有效成分的治疗方法在严谨的临床试验中并没有获益，它们基于的原理从科学的角度来看是荒谬的，并没有任何实际治疗作用，但是通过长时间的个人就诊和情感关怀，它们能够最大限度地增强安慰剂效应。鉴于此，它们可能带来真正的缓解，特别是对一些用常规药物并不能取得较好治疗效果的慢性疾病。

所以，即使开具安慰剂处方不被认可，特德·卡普丘克也希望他的工作能引发人们对西方医学中恢复医生作为治疗者的重要性的广泛讨论。由此，我们可以从个人护理和已被科学证明的治疗中受益，而不是单纯地从一方面获益。"我们需要清楚，我们该如何管理药物，使它们更有效，使它们的不良反应的发生率更小。"他说。

显然，医生向患者说明药物的益处和不良反应会影响患者的反应，但也可以以更微妙的方式传递给患者。1985 年进行的一项经典研究显示，拥有坚信药物有效信念的医生，无论他们给患者开具的是止痛药或安慰剂，都能在很大程度上改善患者疼痛的症状，即使他们告诉患者的内容没有差别。

这种间接安慰剂效应依赖护理者的信念和态度，而非患者本身。这就是安慰剂效应会在儿童甚至是动物身上出现的另一个原因。前面所描述的桑德勒的分泌素研究中，父母的积极期望可能会影响他们自己的行为，反过来又促使孩子的症状得到真正的改善，例如琥珀项链可以舒缓宝宝出牙疼痛这种替代疗法就是通过安抚父母焦虑情绪从而实现的。

2012 年，特德·卡普丘克成功地同时诱导了安慰剂效应和反安慰剂效应。他在患者面前迅速闪现不同的人脸，但患者根本就没有注意到它们，因为闪现速度实在太快了。这证明，我们对于症状（如疼痛）的感知能力很容易受到潜意识的影响。"语言、凝视、冷静和肢体语言对于我们感知症状都是很重要的。"特德·卡普丘克说。尽管这些因素常常被医生所忽视，但他推测，这些关于安慰剂的研究正在饱受争议。

他是一位有说服力的演说家，但在我忘乎所以之前他提醒我，有许多事情单靠积极的期望无法实现。他说："你改变不了疾病的潜在生理学，在任何研究中，我没有看到能做到这一点的。"我想，他强调安慰剂效应存在这些局限性是对的。感觉良好并不是意味着一切都好。许多疾病，如过敏、感染、自身免疫性疾病或癌症，其潜在的生理学机制极其重要。

在这样的情况下，仅影响表面的主观症状是不够的。我决定去德国，在那里，研究人员正将思想渗透到身体防线中来对抗疾病。

**自愈力的真相**
Cure

# 用好条件反射能提高免疫系统的
# 治愈能力

**卡尔·维尔贝斯**　男　中老年　肾功能衰竭 ————————————

　　卡尔·维尔贝斯"砰"地打开了一个小塑料盒，取出 4 包锡箔纸塑料包装的药物。霉酚酸酯、他克莫司……这些是他每天生活的依靠。这天，有一颗额外的药丸，是一颗厚实的白色胶囊，闻起来有淡淡的鱼腥味。在服药之前，他打开了 CD 播放机，播放着约翰尼·卡什（Johnny Cash）演唱的《帮助我》（Help Me），然后给自己倒了一杯有薰衣草味的亮绿色饮料。

　　卡尔是一名从德国北部埃森退休的精神科医生，看起来像一名朴实的学者，戴着镶边眼镜，有着安静甚至忧郁的气质。16 年前，他肾功能衰竭。他说自己目前还不清楚具体的得病原因。患肾功能衰竭最常见的原因是糖尿病和高血压所致。他成为德国 8 万名依赖透析的患者中的一员。透析就是将患者的血液通过一根管子定时送入一台机器，过滤掉废物后再被送回体内。

　　他一周透析四五次，每次需要 9 个小时。卡尔很幸运，他可以在家里过夜。但他告诉我："我整夜都睡不着，警报响了，得起身去检查机器，更换液体。胳膊上还得'扎'着两根大针管。"他给我看了前臂内侧的大伤疤，那是整夜整夜透析时针头扎在前臂里留下的。

他还活着，依然可以遛狗和画画，但对透析机的依赖使他无法旅行，他原本希望与妻子和女儿一起享受退休生活。通常，透析患者的平均预期寿命只有 5 年。

透析 12 年后，卡尔战胜了困难，所以当他终于有机会进行肾脏移植时，尽管怀有恐惧，他仍说"我愿意"。他说："从那之后，我的人生变得截然不同，我自由了。"他告诉我，他在移植后的 4 年里和妻子去英格兰湖区看望了女儿，这在透析时是不可能的。他们已经两次去纽约，正计划去英国南部旅行呢。

不过，他付出了沉重的代价。虽然他不再被绑在透析机上，但为了阻止身体排斥外来器官，不得不每天服用强效的药物来抑制免疫系统。这些药物给他带来致命的感染风险，并陷入癌症威胁中。他服用的药物对神经系统有副作用，使他的脚产生疼痛、烧灼感，药物的毒性也给他珍贵的肾脏带来了压力。药物剂量太低，他的身体会产生排异反应；剂量过高，药物毒性则会导致器官衰竭。

《帮助我》是卡尔最喜欢的歌曲之一，它能使他进入一种平静的心境。听歌时，他就着薰衣草味饮料咽下了胶囊。他知道，与塑料盒里的其他药丸不同，这些药物无任何药效。他参与了一项开拓性试验，目的是研究这一治疗形式（饮料、药丸、音乐）是否有可能抑制他的身体对器官移植的排斥反应。

到目前为止，我们已经知晓安慰剂是基于意识上的信念或期望的。你认为药丸或注射剂会有一定的效果，那么它就会起作用。尽管这样的假治疗可以导致身体发生生物变化，但是主要影响的是我们的主观症状和感觉，而不是潜在的疾病。但是卡尔希望他的大脑会触发另一种机制，可以影响包括免疫系统在内的基本生物学功能。

支持者说，这种现象有可能减少像卡尔这样的患者，以及患有过敏、自身免疫性疾病甚至癌症等患者的用药剂量。但由于这不是主流医学，所以大多数的免疫学家不承认它的作用。

想象一下：

　　你从碗里拿出一个饱满的黄色柠檬，它触感光滑，有光泽。然后把柠檬放在盘子里，将它切成四等份。果汁沿着刀滴到你的手指上，浓烈的酸味扑鼻而来。你拿起一块，注意到其果肉晶莹，光照下荧光点点。你咬一口，把酸汁吮吸到舌头上……

　　当读这段文字的时候，你的嘴皱起来了吗？你的唾液腺由兴奋转化为行动，舌头在为即将发作的酸准备了吗？如果是这样，你一定吃过柠檬，已经学会了适当的生理反应。这是关键点，你不再需要通过吃柠檬来经历这些变化。真正品尝果汁之前，你的身体会自动触发以响应视觉、嗅觉，或仅仅是想到柠檬。

　　在这种学习形式中，心理线索驱动的物理反应被称为条件反射。这是著名的俄国生理学家伊凡·巴甫洛夫在 19 世纪 90 年代发现的。当时，巴甫洛夫正研究给狗食物时，狗是如何开始分泌唾液的。他注意到，无论是否带了食物，当他一走进房间，狗就开始流口水。狗学会了把他的出现和喂养联系起来。不久，狗对他做出反应，就像对它们的肉一样。

　　巴甫洛夫表示，他可以训练狗把任何刺激物与食物相关联，例如电击、光或铃声。一旦学会，这些信号就足以使狗流口水。

> 这是一个很好的例子，它说明，身体不仅对像柠檬汁刺激舌头这样的身体刺激和变化做出盲目的反应，也可以利用心理线索提前使身体发生预期反应。这种预期反应使我们为重要的生物事件做准备，如进食或性行为。

　　当接收到信号，例如时钟或电台新闻时，你的肚子"咕噜咕噜"叫，告诉你该吃午饭了；你会因情人香水的气味或声音而激动。对一首母亲曾在睡前唱给你的歌曲的记忆会放慢你的心率，使你平静下来。其他条件反射会保护我们，使我们准备逃离危险，或鼓励我们避免它。如果有人在童年被狗咬过，在以后的生活中，一见到狗他们的心就会恐惧地跳动，这是许多恐惧症的基础。如果我们吃了一种让胃部不舒服的食物，那么仅想到或闻到这种食物就足以让我们再次感到恶心。在某些情况下，即使是一个与疾病相关联的特定的地方就可以触发症状的产生。这就是为什么许多人化疗后一到医院就生病，甚至在他们的治疗开始之前也如此。

众所周知，巴甫洛夫因对流口水的狗的研究闻名于世。然而大多数科学家，对条件反射能触发安慰剂反应并不太熟悉，当然更不用说其他人了。如果我们吞下含有活性药物成分的药丸，将药丸与特定的生理变化联系起来，之后，如果服用一种看起来像该药丸的安慰剂，我们可能发生同样的生理变化。这是身体的一种自动反应，无论我们是否知道药丸真假。但它是通过有意识的心理线索触发的，假如我们在昏昏欲睡时服用安慰剂，或不知道已经服了药的情况下，这种效果不会发生。

基于生理调节的安慰剂反应常常发生在有意识预期的基础上。例如，贝内德蒂告诉我，在他的试验中，对止痛安慰剂有反应的志愿者比例变化极大，在0～100％之间波动。但如果先给患者一系列外观相同且含有活性药物成分的注射剂，随后对安慰剂有反应的比例可上升到95％～100％。"可以肯定，几乎所有的患者都会有反应。"他说道，即使患者知道最后一次注射的是安慰剂。

这种反应在医学上有用吗？在第1章里，北卡罗来纳州的儿科医生阿德里安·桑德勒测试激素分泌治疗自闭症，发现它并不比安慰剂更有效。然而，他震惊于两组儿童惊人的进步。我们无法忽视这背后的启示。在他的研究中，任何药物，如安慰剂，将一跃成为一种有效的治疗。然而，由于这种疗法涉及精神而不是药物，所以被忽视了。在业余时间，桑德勒开始研究安慰剂，想知道在不欺骗患者的情况下，他该如何使用它们。

他每天看到的儿童中，最常见的诊断是注意力缺陷多动障碍。顾名思义，这

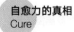

些孩子注意力不集中，多动，易冲动。他们不断地说话，坐立不安，在学校无法集中精力。药物能帮助他们控制症状，但仍有问题，包括夜间药物作用减弱时孩子会出现激惹，或出现体重减轻和发育迟缓。他说："这在临床上是一种平衡行为，试图找到一种剂量能带来足够的益处而不会产生过量的副作用。"

桑德勒想知道，安慰剂是否可以帮助这些孩子用低剂量的药物控制他们的症状。作为充分利用预期和条件反射疗法的一部分，他决定诚实地使用安慰剂。70名年龄在 6 ~ 12 岁的有注意力缺陷多动障碍的儿童，完成了为期 2 个月的试验。这些儿童被随机分成 3 组。

其中一组接受条件训练。1 个月后，他们接受正常的药物治疗，同时也吞下了一颗放在他们药物旁边的独特的绿白色胶囊，他们知道这是无活性的，但桑德勒希望他们学会联想它与有活性药物引起的生理反应。第 2 个月，他们用了一半剂量的常规药物，以及安慰剂胶囊。

桑德勒将这一组儿童与其他两个对照组比较，两个对照组的儿童没有受到任何条件训练。其中一个对照组的儿童第 1 个月接受了全剂量的药物，第 2 个月将药物的剂量减半，就像条件训练组一样；最后一组始终接受全剂量的药物。

2010 年，桑德勒发表了他的研究成果。正如预期的那样，半剂量对照组的儿童的症状在临床试验的第 2 个月明显恶化。但条件训练组保持稳定，和接受全剂量药物治疗的儿童一样好。事实上，有迹象表明，接受条件训练小组的孩子的表现甚至更好，比接受全剂量药物治疗组的儿童副作用少。

这是第一个也是唯一一个将安慰剂诚实地给到孩子的试验。桑德勒说，父母和孩子都喜欢这个想法，超过一半的人希望在研究结束后继续服用安慰剂。"这是我吃过的最好的药，"一个孩子事后对他说，"我认为它欺骗了大脑，让大脑以为它会有效。"桑德勒的研究是简单的初步研究，但结合贝内德蒂的研究结果，这提示医生可以利用简单的条件训练方法促进安慰剂的效果，而不需要任何欺骗。

对我来说，这是一个令人兴奋的发现。将预期和条件反射结合在一起，在治疗帕金森病和注意力缺陷多动障碍的痛苦和抑郁症状上，伦理学的安慰剂可能有助于减少全世界数以百万计的患者的药物剂量。

当然，还有其他东西与条件反射有关，这也打开了全新的可能性。这些学术的、无意识的联想并不局限于传统安慰剂效应形成的主观症状，如多动症患者的注意力不集中，它们还可以影响免疫系统，提供一条途径，使大脑成为身体对抗疾病的武器。换言之，精神意志能做的不仅是帮助我们更好地感觉和表现。另外，条件反射作用可以对生与死产生影响。

几十年前，科学家们还一直否认这一可能。然而，随后两个意外的发现和一个叫曼奈特（Marette）的勇敢的少年，迫使他们重新考虑自己的看法。

1975 年，纽约罗切斯特大学一位叫罗伯特·阿德（Robert Ader）的心理学家正研究味觉厌恶现象，即我们对一种过去曾使我们呕吐的食物感到恶心。他想知道这种联系会持续多久，所以他给一组老鼠喂了一些加糖精的水。这通常是一件乐事，但在这个实验中，他将水和使动物感到恶心的注射剂配对进行。后来，阿德单独给老鼠喂糖水，正如他预料的那样，老鼠将含糖的味道与生病难受相关联，而拒绝喝。

于是，阿德用滴管强制给它们喂食，想知道让老鼠忘记这种关联需要多长时间。实验相当平常，但在老鼠身上发生的事情却像恶魔施了法。阿德在这个阶段的实验中给老鼠的全是甜水，不含任何药物。但老鼠没有停止恶心感，相反，它们一只接一只地死了。

为了研究是什么杀死了老鼠，阿德仔细地查看一开始用来使老鼠感到恶心的化学药。这是一种叫环磷酰胺的药物，它能抑制免疫系统，也会造成胃疼。阿德在实验中用的是很小的非致命剂量，因此，他得出了一个激进的结论：当他训练老鼠时，它们不只是感到恶心，额外"剂量"的甜水也抑制了它们的免疫系统，

**自愈力的真相**
Cure

使它们死于致命的感染。这是一个惊人的发现，它表明条件训练远远超出已知的反应，如流涎、心率和血流。我们的免疫系统也很脆弱。

当时，这被免疫学机构视为伪科学。德国埃森大学的医学心理学家曼弗雷德·舍德洛夫斯基（Manfred Schedlowski）说："免疫系统和神经系统被认为是完全独立的系统，免疫学家认为阿德的发现是疯狂的。"生物学家确信免疫系统是独立工作的，对外来入侵者或伤害作出反应不受大脑的任何帮助。阿德死于2011年，但据他的女儿黛博拉（Deborah）说，他把自己的注意力集中于自己是一名心理学家，而不是一名免疫学家的事实上，他没有被教条固化。他说："我只是不知道更好，我认为免疫系统与大脑不会没有关联。"

所以，尽管阿德的发现惊人，但一开始它却不被接受。主要问题是，20世纪70年代，他无法解释如何训练免疫系统起作用。他面对的是一代又一代免疫学家们坚信的理论，即大脑和免疫系统不交流。没有直接证据证明两者之间的物理联系，他们不想改变自己的想法。

几年后，他们得到了证据。大卫·费尔滕（David Felten），一位在印第安纳大学医学院工作的神经科学家，利用强大的显微镜观察解剖小鼠的身体组织，目的是跟踪不同的神经在体内的走向。他对自主神经系统的网络特别感兴趣，自主神经系统控制身体机能，如心率、血压和消化。我们的神经系统分为中枢神经系统和周围神经系统，前者包括大脑和脊髓，后者贯穿全身，同时又分为两个分支，一是躯体神经系统，处理意识信息，将指示传给肌肉，使我们可以走动，并将温暖和疼痛等感知信息传回大脑；二是自主神经系统，控制那些通常被认为不受意识控制的生理系统。

当费尔滕追踪自主神经系统的不同分支时，正如他所料，他看到它连接了动物的血管。但是之后他看到的一些东西像是完全错误的，神经运行到如脾脏和胸腺等免疫器官的中心。正如他后来告诉PBS的记者："我看到到处都是神经纤维，正好处于免疫系统的细胞之间。"

他反复检查了结果，确保组织切片识别正确。"我几乎不敢说什么。我很担心搞错了某些东西，这看起来像一堆妄想。"但这是一个无法回避的事实：神经直接与免疫系统的细胞连接。这是一个免疫系统和大脑相连的无可辩驳的证据。

费尔滕回忆说，1981年他第一次发表他的研究结果时，他被嘲笑了。但他受到了美国伟大的病毒学家乔纳斯·索尔克（Jonas Salk）的鼓励，他在20世纪50年代研制出根除小儿麻痹症的疫苗。费尔滕被索尔克的话深深触动，索尔克说："这个研究领域可能会成为生物医学中真正伟大的领域之一，你会遇到一些反对意见，但仍要继续逆流而上。"

费尔滕开始与阿德以及阿德的同事尼古拉斯·科恩（Nicholas Cohen）合作，不久他搬到罗切斯特大学加入他们的小组。现在广泛认为这3位研究者建立了一个被称为"心理神经免疫学"的研究领域。他们主张，大脑和免疫系统一起工作，保护我们免于疾病。

费尔滕小组继续研究复杂的网络连接以及与生俱来的神经连接。他们发现了免疫细胞表面的神经递质受体（一种信使分子，由大脑产生）以及能与这些细胞"对话"的新的神经递质，而且沟通的路线是双向的。心理因素（如压力）可以触发能影响免疫反应的神经递质的释放，而免疫系统释放的化学物质会反过来影响大脑，例如引发嗜睡、发烧和抑郁等症状，这些症状会导致我们卧床。

同时，阿德继续研究条件免疫反应。巴甫洛夫的条件反射理论已渗透到流行文化，但它通常被描绘为权威者对群众进行精神控制时的一个可疑的工具。在阿道司·赫胥黎（Aldous Huxley）的小说《美丽新世界》（*Brave New World*）中，注定要为工厂工作的幼儿，被人用尖锐的噪音和轻度的电击来对待，避免对书籍和鲜花接触，而在安东尼·伯吉斯（Anthony Burgess）的《发条橙》（*A Clockwork Orange*）中，主人公被喂了一种让他恶心的药，然后被迫观看暴力镜头。阿德想知道条件训练是否可以被用来对抗疾病。

**自愈力的真相**
Cure

**曼奈特·富莱斯**　女　11岁　红斑狼疮 ————————————————

　　曼奈特·富莱斯是一名来自明尼苏达州明尼阿波利斯市的开朗的学生。她有一头黑色的自来卷头发，白白净净的圆脸，喜欢吹小号。

　　1983年，当她11岁时，她被诊断得了一种危及生命的疾病——红斑狼疮。这是一种自身免疫性疾病，免疫系统会错误地攻击人体自身健康的细胞。一些自身免疫性疾病会针对特定的器官或细胞类型，例如，类风湿关节炎会侵蚀关节，而糖尿病会杀死胰腺里分泌胰岛素的细胞。但红斑狼疮患者的免疫系统对全身组织产生攻击，包括关节、皮肤，严重的还会攻击心脏、肾脏、肺和大脑。

　　曼奈特最初是用类固醇治疗抑制她猖獗的免疫系统。她讨厌服用激素，她抱怨激素让她的脸看起来像水肿样，头发也开始脱落。早晨醒来，她发现头发掉满了枕头；吃早餐时，更多的头发会掉在她的食物里。

　　尽管接受了药物治疗，但曼奈特的病情在接下来的两年内迅速恶化。起初，她仍然可以吹小号（反对医生的建议），但后来她的肾功能受到损伤，开始癫痫发作、高血压，并出现肺炎。她的免疫系统还破坏了血液中一种重要的凝血因子，导致严重出血。她的病情非常严重，医生们考虑要给她进行子宫切除术，因为他们担心，一旦她开始来月经，她可能会死于失血。1985年9月，她的心脏开始衰竭。

　　曼奈特的生命危在旦夕，医生们别无选择，给她用了强效免疫抑制剂环磷酰胺。阿德在他的实验中给大鼠用过相同的药物。当时由于毒性很强，在人体中的应用是试验性的。长长的副作用列表包括呕吐、胃痛、严重瘀血、出血、肾损伤、肝损伤，以及危及生命的感染和癌症。环磷酰胺是曼奈特活下去的唯一机会，但这几乎也是危险本身。

　　俄亥俄州凯斯西储大学的儿科医师卡伦·奥利斯（Karen Olness）是当时治疗曼奈特的医生之一，她用生物反馈疗法和催眠帮助这名青少年应对病情带来的压力和痛苦。她开始喜欢上了曼奈特，但努力使自己相信事实，即她不可能在即将到来的危机中幸存下来。直到后来，曼奈特的母亲，一名心理学家，给奥利斯递上一篇阿德在 1982 年发表的论文的复印稿。

在这项最新研究中，小鼠患有类似于狼疮的疾病，并接受环磷酰胺治疗。在最初的实验中，阿德训练一组小鼠将环磷酰胺与糖精溶液相关联。然后他继续给它们甜水和常规药物剂量的一半。与接受药物剂量减半但没有进行条件训练的小鼠相比，它们的症状得到了缓解，活得更长，就像服用全剂量药物的小鼠。曼奈特的母亲问奥利斯，如果类似的事情发生在她女儿身上，他们是否能训练她的免疫系统对低剂量药物作出反应，从而使她免受最严重的副作用的损害？

奥利斯打电话给阿德，他立即答应为曼奈特设计一个条件训练方案。同时，马列特医院伦理委员会召开了紧急会议，讨论她的病例。委员会指出，没有任何来自成年人或儿童的数据表明这样的试验是否安全或有效。这通常是直接拒绝的理由。但曼奈特面临的全剂量环磷酰胺的危险非常严重，因此，即使阿德的方法以前从未在人身上试验过，委员会也允许了。

在为曼奈特制订的条件训练方案中，奥利斯的主要挑战是将哪种刺激与环磷酰胺配对。糖精在老鼠身上起作用，因为它们以前从未吃过甜的东西，但在人身上会产生太多的影响。奥利斯问曼奈特喜欢哪种独特的气味，回答是游泳池和炖肉的气味。但那些气味不能瓶装。为了增加曼奈特学习刺激和药物之间有明确关联的机会，阿德告诉奥利斯，气味应尽可能特殊，建议她选择一些强烈的、难忘的、曼奈特以前不知道的气味。

奥利斯询问了周围人的建议，在最终决定使用鱼肝油之前，她品尝了醋、薄荷咳嗽药水、桉木片和各种烈酒。为了这个腥味治疗法，她添加了刺鼻的玫瑰香水，希望能通过刺激嗅觉和味觉增加成功的概率。

一经委员会批准，曼奈特的治疗在第二天的早晨便开始了。医生在曼奈特的

**自愈力的真相**
Cure

右脚放置了静脉管，将环磷酰胺注入她的血液中，曼奈特的妈妈喂了她三口鱼肝油。曼奈特做了个鬼脸："我想吐。"奥利斯打开玫瑰香水瓶，香味飘荡在房间里。

奥利斯每月重复这个奇怪的仪式 1 次，持续了 3 个月。之后，曼奈特每月接受 1 次鱼肝油和香水治疗，但仅仅每 3 个月服用 1 次药物治疗。到年底，她仅服用了 6 个单位剂量的环磷酰胺，而不是通常的 12 个单位。

曼奈特的病情稳定下来，并开始好转。她长时间没有住院，血压开始恢复正常，而凝血因子又重新出现在她的血液中。正如医生们所希望的那样，她对常规药物剂量的一半作出了反应。曼奈特仍有红斑，但她的症状得到了控制，并且她能够恢复到使用温和剂量的药物的状态。15 个月后，她不再喝鱼肝油了，但她继续想象一朵玫瑰，并确信这一想法有能力平息她的免疫系统。之后，她高中毕业，上大学，在大学里开跑车和吹小号。

这一案例研究不可能说明奥利斯是否真的成功训练了曼奈特的免疫系统，或是她的症状是否有所改善。不过在 1996 年，阿德对 10 例多发性硬化的患者用了类似的方法。他将他们的免疫抑制剂药物环磷酰胺与茴香味糖浆配对。随后，在给予安慰剂药丸和糖浆时，8 位患者表现出类似于活性药物产生的免疫抑制反应。虽然只是一个小试验，这也是进一步的暗示，条件反射真的起作用了。

令人感到可悲的是，她没有活着看到这一结果。据奥利斯介绍，曼奈特的心脏最终衰竭了，这是药物的副作用之一。她死于 1995 年的情人节，年仅 23 岁。

我坐在埃森大学医学院心理学系咖啡厅的一张桌子旁。两个年轻的研究人员朱莉娅·基希霍夫和凡妮莎·尼斯约我过来。但我们不是来喝咖啡的。茱莉娅把一个塑料罐从冰箱里拿出来，从顶部剥去一层保鲜膜。里面是绿松石液体，明亮得像霓虹灯。她倒了 3 杯，我们举杯。凡妮莎提醒我："它会将你的牙齿和嘴染成绿色，但不会持续很久。"

朱莉娅放下杯子，皱了皱眉，说："曼弗雷德会说它不够烈。"我认为它看起来足够烈，并呷了一口。顿时，我的眼睛看到的都是绿色，但我立即又被紫色击中，有浓烈的薰衣草的味道。饮料是乳甜的，有点苦，像喝沐浴油。我的嘴巴皱了起来，胃开始翻腾，大脑不知道该怎么做。当冲突的色彩与味觉、嗅觉混淆时，我几乎感到神经元在混乱中燃烧。

这是奥利斯的鱼肝油和玫瑰混合的升级版，将草莓牛奶和绿色食品着色剂及一大口薰衣草精油相混合。它是医学心理学家曼弗雷德·舍德洛夫斯基发明的，他现在正跟进阿德的有趣的实验。

喝完后，我看到了难看的绿色。这是一间亮堂的屋子，屋子里装点着红色皮革扶手椅、黑色立方体咖啡桌和一排由他妻子画的几何艺术画布。舍德洛夫斯基亲切地给我拉了一张扶手椅，坐在对面。他个子高，身材瘦长，有着金色的头发和八字胡。一个同事进来提醒我们，一枚第二次世界大战时期未爆炸的炸弹刚刚在附近的一个遗址出土，医院的一部分人员正在疏散，而舍德洛夫斯基无动于衷，并欢快地对我说："我打赌它是你的！"

舍德洛夫斯基已花了近15年的时间，试着将阿德发现的条件免疫反应的有趣逸事转换成有科学证明的治疗方法。他以戏剧性的方式将第二个心脏移植到一组大鼠的腹部。他向我保证："听起来复杂，但它实际上是一个非常基本的实验设计。"接受移植但没有接受药物治疗的大鼠中，移植的心脏在受排斥之前平均存活10天，使用适量免疫抑制剂的大鼠中，移植的心脏会多存活3天。

舍德洛夫斯基后来训练第3组大鼠，在心脏移植前，将药物和甜味相关联。移植后，大鼠接受的唯一药物是糖水。这一组移植的心脏存活了13天，与药物治疗组一样。令人惊讶的是，舍德洛夫斯基仅利用大鼠的意识延迟了移植心脏的排异反应。

他说："在那时没有人相信我们。"但他在一系列其他实验中重复得到了这一结果。他证实，外科切除脾脏神经（费尔滕发现的）阻断了这一影响。将条件训练

**自愈力的真相**
Cure

和小剂量免疫抑制剂结合有可能提高效果。这些小剂量药物本身对移植心脏能存活多久没有明显影响，但是和条件反射结合，生存时间戏剧性地改善了。在一项实验中，20% 的动物的移植心脏可以存活几个月，与舍德洛夫斯基的实验一样长。甜水和小剂量药物的结合比全剂量药物更好地保护了移植器官。

在人体试验中，舍德洛夫斯基开发了纷繁缭乱的绿色饮品。在健康的志愿者试验中，他表示这种条件训练同样会抑制人体的免疫系统，如果与小剂量药物相结合，效果会持续更长时间。换句话说，已获得的关联不会消退。之后，一项 62 名尘螨过敏患者的试验中，他训练患者将绿色饮品和抗组胺药物氯雷他定的效果相关联。

接受假条件训练的患者（他们认为已经接受了条件训练，实际上并没有）表示他们的过敏症状缓解了，当他们进行皮肤点刺试验时，形成的红色风团更小。意识预期（一种明确的安慰剂效应）平息了他们的症状。但当舍德洛夫斯基测量潜在的免疫反应时，它没有发生变化。只有当他补充安慰剂时，免疫细胞的数量才被抑制。

舍德洛夫斯基能在人身上重复移植的结果吗？"那可是个大问题。"他说道。

为了找出答案，他与埃森大学医院肾脏科医师奥利弗·维茨克合作。维茨克告诉我，寄主免疫系统的排异反应是肾移植术后的一个巨大问题。大约 1/10 的移植肾在第一年内受损。一半的患者死亡，另一半必须再接受透析。他说："你需要强烈地抑制免疫系统，使移植器官存活。"他从事的持续平衡法也是维尔贝斯面临的问题，保持药物剂量足够高以防止排斥反应，同时对努力拯救的肾脏无毒性。

他说，舍德洛夫斯基的工作打动了他，因为他从经验中得知心理因素影响移植的稳定性。他说："免疫系统和大脑之间有着密切的相互作用。我在诊所看到，如果患者有心理危机，他们会产生排异反应。"

他说对年轻患者有特殊的风险，其生活往往更动荡。例如，如果他们经历了分手，或者因为生病而失去工作，他们的心理状态就会下降。如果进入一个不稳定的状况，他们往往会造成移植器官的损失。"可能部分由于紧张或沮丧的患者不太可能定期服药。但是有一些患者，我确信他们正在服药，就像我确信自己会成为一名医生一样。"

维茨克意识到条件反射可能会为用低剂量药物抑制免疫系统提供一种方法，将患者从一些危险的副作用中解救出来，特别是对肾脏的毒性。他和舍德洛夫斯基一起搞出了一个量表，来测试移植患者的意识想法。起初，停药对患者来说太危险了，所以他们设计了一项试验性研究，看看绿色饮料是否能在正常用药之外抑制患者的免疫系统。

该试验研究的患者之一是卡尔·维尔贝斯。他必须将绿色薰衣草饮料和正常的药物一起服用，早晚均服，连服3天。在研究的第二阶段，他又做了同样的事，但是每天额外服用2次饮料和安慰剂。为了使药物的关联尽可能密切，舍德洛夫斯基让志愿者们在每次进行这个仪式时，都要保持环境的恒定，将药片和饮料一起服用，听同样的音乐。卡尔·维尔贝斯试着在播放约翰尼·卡什的音乐之前，先播放让·米歇尔·雅尔（Jean Michel Jarre）舒缓的《氧气》（Oxygène）的合成音。

额外剂量的绿色饮料确实抑制了研究中包括卡尔·维尔贝斯在内的3例患者的免疫系统，舍德洛夫斯基经过测量，所有人的免疫细胞数量额外降低了20%～40%（在药物的最大效果基础上）。即便如此，这还不足以说明这个方案一定有效，但是正如我写的，舍德洛夫斯基和维茨克进行的一项包括50例患者的大试验，是足够有说服力的。如证实有效，他们会尝试条件训练，同时让患者停服部分剂量药物。

舍德洛夫斯基认为，该技术可帮助其他类型移植和狼疮、多发硬化甚至癌症患者，减少其药物剂量。20世纪八九十年代，在亚拉巴马大学进行的一系列实验中，研究人员训练小鼠把樟脑味和激活自然杀伤细胞（一种免疫细胞，有助于对抗癌症）的药物相关联，然后将恶性肿瘤移植到它们体内。移植手术后，接受了

**自愈力的真相**
Cure

条件训练的小鼠没有接受任何药物，只有樟脑，但它们比给予免疫治疗的小鼠存活时间更长。在实验中，尽管没有接受活性药物治疗，有两个接受了条件训练的动物完全清除了癌症。这些研究表明，单独的条件反射通过提高大鼠的免疫系统挽救了它们的生命。

利用条件反射减少移植患者的药物剂量可能需要几年时间，对癌症患者甚至需要更长的时间。亚拉巴马大学的实验仅是初步研究，并且从来没有用于人体试验。但舍德洛夫斯基说，对于不严重的情况，没有实际原因的话，医生为什么不能立即开始进行条件训练强化治疗呢？

例如，阿德在 2011 年去世前进行的一项试验中，对银屑病患者做了条件训练，并加上 1/4 剂量或半剂量的皮质类固醇软膏，同时将药物全剂量组作为对照组。舍德洛夫斯基正与同事们设计一个哮喘吸入器，有时给予安慰剂，有时给予活性药物。桑德勒的注意力缺陷多动障碍试验表明，可以用较低剂量的药物控制数以百万计的儿童的症状。

利用条件反射与安慰剂来替代药物被称为安慰剂对照剂量减少（PCDR），除了减少副作用，它可以节省数十亿美元的医疗费用。2007 年，仅在美国，注意力缺陷多动障碍药物的费用估计约为 53 亿美元。

不幸的是，科学家们却在为找到将此疗法用于临床的研究经费而东奔西走。桑德勒说他很想进行一项更大的注意力缺陷多动障碍试验，但是他的申请被拒绝了，他说："我认为这是一项非常不寻常的研究。使用开放标签的安慰剂治疗的想法很有创新性，但由于这是一种颠覆，一些评审专家可能会觉得难以接受。"

实际上，除了舍德洛夫斯基，没有人研究条件免疫反应。他开玩笑说："我更喜欢说我们是世界上最好的，因为没有其他！"阿德和费尔滕在证明大脑和免疫系统之间的联系上，可能已经取得了理论的胜利，但在实践中，大多数免疫学家仍然倾向于忽略这一现象。

舍德洛夫斯基说，医药公司对此不感兴趣。"他们不喜欢减少药物剂量这种想法。"就像桑德勒一样，他过去一直在努力说服学术评论家。几年前，他只能在小众期刊上发表文章，而且他被迫从瑞士回到德国的家，因为他的工作得不到资助。

然而事情正在扭转，部分是因为贝内德蒂的工作，他使整个安慰剂领域研究获得了更多的认可。舍德洛夫斯基说："打开评论家的意识大门，有些事情正在发生。"他甚至改变了正在研究的现象的名称，试图使它更有趣。之前我们称之为免疫反应的行为调节，现在我们称之为免疫抑制安慰剂效应。

然而与此同时，数以百万计的像卡尔·维尔贝斯的患者继续接受远高于他们可能需要的药物剂量，并生活在不断担心失去肾脏、独立性、旅行能力和日常生活能力的恐惧中。

他认为减少药物剂量与条件反射的想法是"美妙的"，并热衷于参加未来的评判。虽然在等待进一步的进展，但是他说已经得到了帮助，通过简单的示范说明，他的意识起到了保护移植器官的作用。他说："在家里，我带着更多的意识服药。"

感谢这项试验，他现在感觉自己很健康，他是一个积极的人，而不是被动地接受药物，药物的副作用不再打扰他了。他说："有些我不相信的事情正在发生。"

自愈力的真相
Cure

# 大脑预防疲劳比患者本身
# 更有先见之明

**梅斯纳尔**　男　33 岁 / **哈伯勒**　男　35 岁　*血氧水平低* ————————

　　1978 年 5 月 8 日早晨，风雪交加，透过雾霭，可以看到两位登山者在艰难地向前移动。他们仍保留着 20 世纪 70 年代的发式，蓬松的头发与胡须被包裹进连帽衫里。两人的衣服分别呈现出醒目的红色和蓝色。他们拖着笨重的靴子，戴着厚厚的手套，并佩戴有色眼镜，以防雪盲症和眼睛受冻。他们精疲力竭，气喘吁吁，每走几步都要靠在破冰斧上休息，大口地喘气。由于极度疲乏，两人只能靠打手势示意。然后，他们再次挣扎着站起来，在几乎失去意识、四肢也不听使唤的状态下，继续前行。他们唯有一个信念：义无反顾地向上攀登。

　　距离他们几百米远的地方即是此行的目的地：世界最高点——海拔 8 844.43 米的珠穆朗玛峰（后简称珠峰）峰顶。1953 年，埃德蒙·希拉里（Edmund Hillary）和夏尔巴人丹增（Sherpa Tenzing Norgay）首次登顶，征服了珠峰。但是，希拉里和此后登顶的所有队员都借助于罐装氧气才得以达到目标。而来自意大利的 33 岁的莱因霍尔德·梅斯纳尔和他的搭档——来自奥地利的 35 岁的彼特·哈伯勒决定不带氧气登珠峰。

登山者和医生都认为他俩疯了。在这样的海拔高度，氧气含量仅为海平面的1/3，非常稀薄。没有人知道如此恶劣的环境会对身体造成什么样的影响，一般都认为这将导致大脑功能严重受损。生理学家又对希拉里在之后1960—1961年的登山情况进行研究后指出，珠峰峰顶的氧气水平维持人体静息时的生命所需都困难，更不用说还要进行艰苦的攀登了。

然而，梅斯纳尔已习惯了登山面临的死亡危险。8年前，他的弟弟因雪崩遇难，在攀登著名的险峰南迦帕尔巴特峰时冻伤了7个脚趾。最近，他在不带氧气的条件下登上了8 068米的迦舒布鲁姆峰。不管能否登顶珠峰，他都决定体验人类身体所能承受的极限。

5月8日一大早，梅斯纳尔和哈伯勒就从海拔7 985米的宿营地出发。当接近峰顶时，他们的行进愈加缓慢。他们被迫沿着岩石边缘爬进，跋涉厚厚的积雪时非常费力，几乎不能做任何动作。站立也变得越来越困难，最后，每挪动几步就不得不倒在积雪里休息一下再继续前行。他们知道，每一步都行走在死亡的边缘，都可能让自己陷入万劫不复的境地。哈伯勒后来回忆道："我突然感到濒死的恐惧，当时缺氧正显出致死性的魔力。"

终于，他们在下午一两点之间到达峰顶，看到了一个金属三角架，那是1975年由中国登山队幸存者遗留的。哈伯勒泣不成声，眼泪流淌到胡须，在面颊上冻结成冰。梅斯纳尔说，他只能坐下，双腿颤抖，拼命喘气。"我像一片薄薄的、不停喘息的肺叶，飘浮在雾霭和山峰之上。"

尽管身体和大脑受到缺氧的极大刺激，但梅斯纳尔和哈伯勒的成绩还是展示了人类至高无上的耐力。然而，此后科学家们对高海拔登山运动员所做的生理学实验却呈现出自相矛盾的结果。

众所周知，在高海拔地区生活的人们极易疲劳。例如，在海拔5 300米处，对于适应了缺氧环境的健壮登山者而言，其有氧运动能力降低1/3。传统理论认

**自愈力的真相**
Cure

为，在低氧条件下，人体血液不能携带更多的氧气，以供应全身需要，肌肉更容易疲劳，身体不能够持续运动。

2009 年的一项研究表明，珠峰攀登队员在接近峰顶的 8 400 米处，其血氧含量陡降至正常水平的 3/4。梅斯纳尔和哈伯勒的担心是合理的，如果山峰再高一点，他们就不会幸存。不过令人奇怪的是，直到 7 100 米这一使人感到头晕的高度之前，人体的血氧含量都与在海平面时相似。

换句话说，海拔在 7 100 米以下时，血氧含量并非运动能力受损的原因。那么原因是什么呢？伦敦大学的高度、太空和极端环境医学中心主任丹尼尔·马丁指出，可能是由于在当时条件下，人体血氧弥散能力降低所致。因此，即使能够维持血氧水平，但细胞真正能够摄取的氧气却减少了。其他奇怪的现象提示或许还有其他原因。

理论上，如果登山时肌肉缺氧确实会感到疲乏，这时心脏将尽可能快地跳动，以努力输送最大限度的氧气到达全身。此刻，血液中的乳酸水平特别高，这是因为缺氧导致了有毒废物的积聚。但是，科学家随后多项研究都未证实这一论点。当到达一定高度时，即使心脏仍能正常运作，但相对较轻的活动也会让人感到疲乏。实际上，人攀登得越高，疲劳时体内的乳酸水平反而下降。

即使血氧水平能够得以维持，大脑、肌肉或心脏也没有出现应激或损害的征象，不过人在登山时仍感到上气不接下气。

那么，是什么原因造成这种状况的呢？

### 莫·法拉　男　29 岁　运动性疲劳

2012 年 12 月，29 岁的伦敦人莫·法拉走进田径赛场，这是他一生中参加的最重大的比赛：伦敦奥运会 5 000 米决赛。当他走近起跑线时，英国观众起立鼓掌欢呼。就在一周前，大家目睹了莫·法拉赢得万米比赛的金牌。这一项目历来为埃塞俄比亚和肯尼亚等非洲国家所包揽。这是第一次由英国人在奥林匹克运动会所赢得。现在，人们期望他再次夺冠。

但是，莫·法拉虽是一名很有希望的选手，这次却有点不同。一周前他刚取得万米比赛的胜利，目前正在恢复中。参加5 000米角逐将面临更大的挑战。当年，他在世界上排名第11，而本次7位参赛的运动员都排在他前面，其中包括被普遍看好的埃塞俄比亚运动员德杰恩·格布雷梅斯凯尔，他当时在世界排名第一。

赛场全程12圈半，庆幸的是法拉开始时速度不快，多数赛程居于后面，而在最后1 000米，他加快了步伐，紧跟在格布雷梅斯凯尔后面。看台上，数千名观众挥舞着英国国旗，其中有法拉的继女和怀有双胞胎的妻子，她们在向他挥手，为他加油。

法拉开始向前冲刺。紧接着，当最后一圈的铃声响起时，他迈开大步，跨越了队列。他的白色背心和蓝色短裤映衬着细瘦的身躯，伴随着金色项链在胸前跳跃。在最后的弯道处，身穿绿色背心和黄色短裤的格布雷梅斯凯尔赶了上来，他的胜出似乎不可避免，但是，人群的欢呼声浪鼓舞着法拉。他咬着牙，摆动手臂，越过格布雷梅斯凯尔，在万众瞩目下，伴随人群震耳欲聋的欢呼和惊叹声，率先冲过终点线。

法拉在4分钟内跑完最后1.6千米，最后一圈仅用52.94秒。曾经同样身为长跑运动员的英国广播公司评论员史蒂夫·克拉姆激动不已，他热情洋溢地说："我无法表达我的感受，你们见过这样的奇迹吗？"这一次，法拉为他那尚未出生的双胞胎孩子献上两枚金牌。

当时，我怀孕好几个月了，正在家里看比赛。法拉的成绩点亮了我的客厅和整个国家。英国从来没有得过奥运会长跑金牌，这次我们一下就获得了两枚。法拉成为国家英雄。"国民倍受鼓舞，"他后来说道，"如果不是为了他们，我认为自己不会拼搏到底。"毫无疑问，为了我们赢得金牌，法拉倾尽每一份力量、每一分希望。

自愈力的真相
Cure

法拉的最后冲刺惊心动魄，他跨过终点线的表现同样令我震惊不已。他没有由于精疲力竭而躺倒地上，而是向观众展示一组仰卧起坐。然后，又跳起来，绕着跑道奔向焦灼等待的摄影师，他双臂弯过头顶形成特征性的"M"式。

这种现象人们常在赛场见到。当打破世界纪录、夺得冠军后，运动员集聚所有能量将身体推向极限。一旦跨过终点线，他们就有力量绕场奔跑一周。这正如登顶珠峰的运动员一样，到达巅峰时，他们仍能坚持。人们不禁要问：当感觉自身好像处于崩溃临界点时，为什么我们仍有如此多的能量储备？

蒂姆·诺克是南非开普敦大学的运动生理学家，他敢于挑战权威。实际上，在职业生涯中，他养成了一种颠覆传统教条的习惯，有时得罪别人，但确也因此挽救了运动员的生命。

比如，19世纪80年代，他通过研究揭示，南非橄榄球运动员中普遍存在灾难性颈部损伤。一开始这个结论被断然否定，但最后却改变了规则。后来，他对为什么很多马拉松运动员虚脱进行了研究。结论是，导致运动员虚脱并非由于先前普遍认为的脱水，而是刚好相反，饮水太多。诺克认为，官方建议运动员应在1小时内喝1.5升水，这简直是在毒害他们。

美国专家深受运动饮料工业的影响，拒绝接受他的理论。直到2002年，波士顿发生了13%的马拉松参赛者水中毒和1人死亡事件，情况才得以改变。诺克说道："美国运动饮料工业年产值数十亿美元，与之发生矛盾使我了解到这样的事实：医学科学易于屈从于为商业利益服务的目的，这曾被冠以人类最大利益的噱头。"

这并不奇怪，几年来诺克一直挑战生理学最基本的一个假设。他本人是运动员，对疲劳很感兴趣。他告诉我："如果你在运动，就会一直感到疲劳，也就会试图寻找原因。我很快认识到，事实并非像以前解释的那样。"

传统理论认为，运动员达到生理极限时即感到疲劳，这时肌肉用尽了氧气、燃料，并可能由于乳酸等毒性副产品积聚而损伤身体。这样依次导致了疼痛和疲乏，迫使我们停止运动，直到恢复。

上述基础理论是由诺贝尔生理学或医学奖获得者、生理学家阿奇博尔德·希尔在 1923 年提出的，此后从未遭到怀疑。然而，诺克却努力检验其是否正确。他认为，希尔的结果不能自圆其说。首先，该理论预测如果运动到极限水平，在停止前短时间内，氧气的利用应稳定下来，这是因为心脏跳动不够快以满足组织所需的更多氧气。而像高海拔试验那种情况未出现这种现象。他说："试验时，我们没有发现运动员用尽氧气，没有看到这种情况。"

同时，其他研究也显示，虽然肌肉内能源（糖原、脂肪和三磷酸腺苷）水平伴随运动减少，但从未耗竭。诺克也探讨了肌肉的氧利用，他要求自行车选手骑上赛车，将导线与车手腿部相连接。希尔的理论认为，运动员疲劳时应调动所有可用的能源，越来越多的肌纤维参与运动，直到最后全部都动员起来，达到极限突破点。但是诺克的发现却相反：当自行车手近乎精疲力竭时，肌纤维正在停止收缩。此时，志愿者感到非常疲乏，不能再继续运动。但他们动用的肌纤维从没有超过 50%。疲劳迫使他们停止运动，而此时仍有很多的肌肉储备。

所有这些发现使诺克确信希尔的理论不正确。另一方面，他和同事阿兰·克莱尔吉普森提出了新观点：疲劳感的核心是大脑调控的结果。很明显，人体存在生理极限。诺克和克莱尔吉普森认为，人体不是直接对肌肉疲劳做出反应，而是大脑在达到极限前做出反应：让人感觉疲劳，在发生损伤征象前停止运动。换句话说，疲劳不是生理事件，而是一种感觉，通过大脑来阻止灾难性伤害的发生。他们称之为"执行中枢控制的大脑系统"。

从进化论的观点看，这样的系统堪称意义完美。大脑根据肌肉损伤信号发出警告，提醒我们运动已达到身体崩溃的危险边缘，为保证安全应提前停下来。同时也使我们在疲劳过后能够继续活动。诺克说："这是人类进化的结果。因为我们一直需要后续能量来进行其他活动。"例如，我们打完猎，总要带猎物回家。这也是为什么法拉用尽力气仍能赢得第二枚金牌，跨过终点时仍可做仰卧起坐和慢跑。

**自愈力的真相**
Cure

诺克表示，随着海拔高度的增加，这种效应更加明显。中枢控制系统可探测到空气中氧气减少，并推断出此条件下体力活动安全与否。即便肌肉刚开始运动且完全有能力活动，也会感到疲乏，以至于难以步行。另一方面，将资源分流向呼吸活动，以确保大脑获取足够的氧气。同样的现象也发生在其他有潜在危险性的环境。热天行动迟缓，不是源于肌肉力竭，而是中枢控制系统限制体力活动以免身体过热；生病时，免疫系统的信号诱发疲乏，促使我们休息，节省能量用来抵抗感染。

诺克大概于 12 年前提出了中枢控制理论，其观点是大脑最终决定体力活动的极限，而非心脏、肺或肌肉，这看似有点荒谬，直到今天仍存在争议。比如，珠峰研究者马丁说，尽管诺克的理论很可能是正确的，中枢控制系统使人随海拔升高而迅速疲劳（不是缺氧原因），不过这一假说没有获得任何证据加以证实。

> 虽然运动生理学家相对比较慎重，但是心理学家越来越相信，大脑在疲劳感方面起到重要作用。例如，许多提高运动成绩的药物如安非他命、莫达非尼和咖啡因，通过影响中枢神经系统起作用，而并非影响肌肉本身。科学家使用电流直接刺激大脑提升自行车手的最大输出功率，减轻运动员的疲劳感。

诺克希望未来几年的脑电图研究能直接证实中枢控制理论。

最吸引我的想法是疲劳受大脑控制，人的意识是否也会受其影响？我们能左右中枢控制系统吗？

相关的证据正在逐渐积累。大量研究显示，心理因素能够转移和调节我们的疲劳感。运动能力受情绪影响，如奖赏或竞争者出现，或听闻枪声等，无论我们取胜或失败，以及我们认为不得不跑多么远的路等，情绪都会起作用。

同一时期，威尔士的阿伯里斯特维斯大学心理学家克里斯·比德发现，优秀的自行车手服用自认为是运动增效剂的一片药物或饮品平均能够提高 2%~3% 的速度，这一差异足以在许多比赛中影响胜败结果。比德指出，这是因为安慰剂能增加乐观性和自信，动员中枢控制系统释放更多的能源。他说："大脑能做非凡的事情，也能使人受到限制。"服用一片安慰剂能提升自我强加的约束。安慰剂专家法布里奇奥·贝内德蒂也是诺克观点的崇拜者，他在一篇有关疲劳的文章中断言，安慰剂作为一种辅助信号作用于中枢控制系统以"控制刹车"。

因此，除了生理指标如体温、血氧水平、体能和活动水平之外，大脑还能整合心理指标，如自信度或任务紧迫程度，然后，利用疲劳感设定最大运动速度。如果我们担心体能状态，或不能确定前行的路程远近，那么就会跑得慢一些。如果确定前方距离，或面临生死险境，中枢控制系统将全盘考虑，并放松管控。

这就是为什么我们能够在危急状态下仍有体力和耐力创造正常情况下不可能达到的奇迹或壮举。如果环境改变了，我们的疲劳水平也会改变。比赛中，当我们看到终点线时，仍有能力发起冲刺。处在威胁中，我们倦意顿消，一旦威胁解除，则会感到疲劳。

当法拉接近 5 000 米终点时，激动、自信和人群欢呼声混合在一起，驱动中枢控制系统发挥最大潜能，超越了对手。同样，梅斯纳尔和哈伯勒对于成功的断然决定似乎置身于承受极限状态的危险境地，处于几乎濒临死亡的破纪录海拔高度。

中枢控制系统可以解释间歇训练法的良好效果，即短时间的高强度训练与休息恢复交替进行。按照诺克理论，规律性冲刺训练使我们接近人体耐受的最大体能强度，这不仅有益于提高身体素质，也能重新训练大脑。这些可以使中枢控制系统习知，艰苦训练效果很好，逐渐一点点增加负荷是安全的。

不过，这也许正在简单地向外界释放信息：大脑怎样才能做到过度自我保护？诺克说："你不必相信感觉，不必相信大脑指令。不管感觉怎样差，你都能继续下去，并做得更好。"

**自愈力的真相**
Cure

## 萨曼莎·米勒　女　46 岁　病毒感染

　　萨曼莎·米勒一边嚼着三明治，一边盯着我，平淡地说："就像被活埋一样，我的关节剧烈疼痛，精疲力竭。像患了难以治愈的流感一样，不能做任何事情。我被'困'住了。"

　　这天，萨曼莎看起来精神焕发，比 46 岁的实际年龄年轻。她穿着 20 世纪 50 年代的粉红色衣服，头戴蓬松的贝雷帽，涂着口红，显得干净利落。一头卷曲亮发，别着一支白色的康乃馨。我们在土耳其餐厅相遇，位于伦敦时尚的阿佩尔街道。她精力充沛、幽默和机敏。难以置信，她曾经同死神抗争多年，并浴火重生。

　　20 世纪 90 年代后期，萨曼莎住在伦敦的汉普斯特，并在一所人手短缺、资金不足的中学教授艺术课。她创造了处理孩子疲劳的方法。她说："儿童依然'青春无敌'，孩子们还未曾遭受任何打击。"萨曼莎也是一位热情的山地自行车手和游泳选手，社交活动非常繁忙。如果一些事需要做，她则收拾残局，并总是致力于追求完美。

　　后来，她病倒了。"我得了一种腺病毒感染，"她说，"高热不退，但并没有停止工作。此时事情也开始改变。"尽管身体痊愈，但她总是感到困倦。几年后又接受了背部手术，还发生了院内感染得了胃肠炎，当时真是雪上加霜。"真可怕，我全身每一个部位都受到攻击。"她回忆道。

　　她康复后仍无力下床，精疲力竭但又无法入睡；她疼痛难忍，并对声光刺激过度敏感；她也不能下楼，因此她丈夫上班前必须把水果放在床边；她感到身体垮下来，非常虚弱：无法坐起来，不能听收音机，也不能开门。她回忆，当时如果不是坐在轮椅上，完全失去行走能力，她无论如何应该有力气到达门口的。

　　不管什么时候她尝试移动，症状就会加重。因此，几个月来她一直躺在床上。她记住了房间的每一处缝隙，每天盯着墙壁上的一幅巨画，那是她画的伦敦郡风景。萨曼莎说："我认为自己不敢相信能画成它。我怎样才能再次拿起画笔呢？"

尽管得到丈夫的帮助和支持，然而她感到朋友和家人都不理解她。"他们认为我总是精疲力竭，情愿处于病态。"特别使她痛苦的是父亲说"情况很麻烦，我想你应该变好些"。没有正常的生活，没有恢复的希望，萨曼莎要求丈夫和孪生姐姐帮助她结束生命。

# 疲劳，
# 真的源于大脑吗

医学上，慢性疲劳综合征是最具争议的疾病之一。研究人员、医生和患者对于病名、定义，甚至是否有该病都存在很大分歧。不管怎样，其预后较差。2005 年，对随访长达 5 年的几项试验分析显示，恢复率仅为 5%。

20 世纪曾爆发系列的流行病，许多人遭受难以解释的衰弱和疲劳的侵袭，慢性疲劳综合征才受到医师关注。20 世纪 50 年代和 80 年代，分别在伦敦皇家自由医院和内华达塔霍湖两个地方爆发了一种特殊性疾病，被昵称为"破烂娃娃综合征"。此后，医生开始在广泛人群中见到个体病例。

慢性疲劳综合征也被称为肌痛性脑脊髓炎（虽然并非大家都一致认为两者是同一种疾病）。其病因不明，诊断标准不一致。该病定义为疲劳持续 6 个月以上，影响正常生活，休息后不能缓解。伴有记忆力或注意力受损，咽喉疼痛，淋巴结痛，头痛，关节、肌肉痛。严重病例像萨曼莎一样，长期卧床。

慢性疲劳综合征的症状与流感非常相似。许多病例似乎确实由病毒感染如腺热 [1]（并非流感本身）等触发。机体似可清除病毒，但却遗留疲乏。12% 的成人腺热患者 6 个月后才出现慢性疲劳综合征症状。

鉴于生物学机制不清楚，慢性疲劳综合征常常被认为存在心理原因：20 世纪 70 年代，精神科医生将其归为"群体性癔病"，然而，20 世纪 80 年代出版物

---

① 传染性单核细胞增多症的简称，由 EB 病毒感染所致的急性传染病。

**自愈力的真相**
Cure

将其昵称为"雅皮士流感"，暗示患者是被宠坏的年轻人，他们很懒惰，不去工作。现在医学权威同意，慢性疲劳综合征是一种真正独立的疾病，即使病因仍存在争议，许多患者感到自己像疑病症者一样不被理睬，需要联合起来共同行动。

在看到运动员受到此病的影响后，诺克对慢性疲劳综合征产生了兴趣。他认为慢性疲劳综合征并不符合传统认识。他说："我见到太多想跑步的专业运动员，他们正耗尽一切，仍不能跑步，最后他们想做的事情是得病。"

他相信问题的答案在于大脑。中枢控制系统接收了错误设定，导致对疲劳程度做出了过度评估。有关优秀运动员中枢控制系统的大多数研究涉及体能极限的细微变化。如果整体系统崩溃会发生什么？在正常情况下，疲劳感保护我们避免过度劳累，不然可能就会跌进深渊。

无论诱发因素是病毒、过劳、遗传易感性，或者大多数情况下几种因素重叠一起，诺克认为，慢性疲劳综合征患者的体力活动范围非常狭窄，即达到患者不能运动的阈点极为有限，这意味着像萨曼莎这样的患者不再能"决定"自己如何更有活力，这要比梅斯纳尔在珠峰上跳一跳，或者伦敦赛场上法拉领先 20 秒更有挑战性。

但这的确暗示他们的身体状态受到心理影响。真的，一个最明显的关于慢性疲劳综合征的科学发现是，当患者坚信自己的疾病在生物学上无法治疗以及害怕从事体力活动时，他们恢复的可能性更小。诺克说，如果他们相信自己不能被治愈，则真的不能治愈。很清楚，虽然来自躯体的信号在决定何时会出现疲劳时起到关键性作用，但最终是受大脑控制。

这就引出了以下问题：认知和行为疗法是否能用来逐步回调大脑严格的限制？如果间歇训练能通过使中枢控制系统习知活动水平逐步增加很安全而对运动员起作用，或许对于慢性疲劳综合征患者也有效？

针对慢性疲劳综合征，伦敦圣巴塞洛缪医院的专家彼得·怀特独立提出了与诺克相似的观点。他并未命名为中枢控制系统，但坚信多个触发因素（基因、环境、心理）的综合作用压垮了机体，使神经系统失去平衡，极大地降低了大脑所主宰的运动安全水平。为了逆转这一变化，他与同事开发分级运动疗法（GET）。该方法就像间歇训练法一样，类似于后者的一种更温和的方式。

分级运动疗法是在维护患者安全前提下设定的运动基准水平。然后逐步增加，循序渐进，避免复发的风险。与健康人相比，慢性疲劳综合征患者完成规定的一套运动后更容易疲劳。但是怀特的研究显示，经过分级运动疗法全套课程训练的患者接受同样负荷的运动，即使体质没有变化，其疲劳感也会减轻。正如运动员接受反复冲刺训练一样，运动方案使患者大脑缓慢受到抑制，每次连续的活动水平是安全的。

怀特也采用认知行为疗法（CBT）干预患者。只要患者担心运动会引起崩溃，则疲劳感将深印脑际。基于此，治疗师与患者需要共同努力应对消极思想和信念。认知行为疗法鼓励患者尝试其他想法和处理方式，来检验少量活动是否没有问题。希望该疗法能够减轻患者的恐惧心理，毕竟一定的运动量是安全的，并有助于患者的恢复。


萨曼莎去了彼得·怀特处就诊，并与丈夫和姐姐达成协议：经过6个月的治疗如果没有好转，就帮助她结束生命。

怀特让萨曼莎尝试使用分级运动疗法和认知行为疗法联合治疗。她问治疗师："我的情况能变得好些吗？"问答是："当然能！"萨曼莎第一次相信这是真的。

开始，她的运动目标是简单地在床上一小时翻身一次。每隔几天，她稍微增加活动量，直到一次能够坐5分钟时间。后来，当她下床时，她能够尝试做饭，但是身体像碎成了几片。她尝试下楼，切碎洋葱，再上楼，躺下来休息。作为一个有创造力的人，她发现自己完全丧失了自主性，这令她难以接受。然而，她的完美主义思想有助于身体康复。

自愈力的真相
Cure

她每天记录活动日志。数月过去了，她能够做更多的事。她回忆道："沿着街区步行 2 分钟，下一次走 3 分钟。不过，步行 5 分钟可能让你在床上躺 3 周。"她必须坚持该方案，不管感觉如何良好，都严格按处方的活动水平运动，不多也不少。

如果活动过多，她会垮下去。她说："这需要遵守难以置信的纪律，一个差错足以让你退回到原点。"若她违反规则，活动过多，就开始感到像失去身体似的。"从脚向上都感到发热，几乎如中毒一样。"

她的悲惨生活持续了 5 年之久，最后才一点一点摆脱了疲劳，恢复正常生活。

至今，萨曼莎康复已逾 2 年。她一边吃着蘸酱的皮塔饼一边说："我比同年龄的女性做得更多。在这儿骑车，并设法协调身体。"她仍不得不小心，骑车或工作压力太大都可能诱发症状复发。她表示"必须身心都缓和，退后一步"。

所以，现在她生病时就休息养病，不再做事。萨曼莎兼职做艺术治疗师，与监狱犯人和双相情感障碍、精神分裂症患者一起制作陶器。揉捏泥土的活儿为他们之间的交流提供了一种安全环境，她说："如果谈话遇到困难，你能自然地回到手边的陶器活上。"

她也是一位艺术家。在系列作品中，有老的纪念品如木偶、松球、动物颅骨等，镶嵌在华美的相框内，陈列洁净、整齐。她喜欢收藏珍贵的藏品，并赋予它们新的人生和意义。她也用画表现萦绕心头的境像，包括工业黑、医院病床和拱窗的血红色迷宫，这与托马斯·哈代的诗《黑暗中的鸫鸟》（*The Darkling Thrush*）开首几行文字描写的景色交织在一起：我倚在以树丛作篱的门边 / 寒霜像幽灵般发灰 / 冬的沉渣使那白日之眼 / 在苍白中更添憔悴。（飞白译）

这首诗末尾以弱小鸫鸟的快乐歌唱结束 ①。从冬季昏暗的死寂中，透射出了"希望与幸福"的曙光。

---

① 原诗结尾为：这使我觉得：它颤音的歌词 / 它欢乐曲晚安曲调 / 含有某种幸福希望——为它所知 / 而不为我所晓。

几项小规模的临床试验表明，认知行为疗法和分级运动疗法是有效的治疗方法，萨曼莎并不是个例。然而，这些疗法并未得到患者的欢迎，反而引起了憎恶。怀特说"它几乎没有得到任何一个慈善机构的响应"。这些组织非常怀疑像认知行为疗法等心理治疗会对慢性疲劳综合征患者有益，他们认为分级运动疗法设定的活动目标非常危险，慢性疲劳综合征纯粹是不能治愈的躯体性疾病。因此，他们认为，受益于怀特治疗的任何一名患者都不存在这种情况。

另一方面，患者群体倡导一种被称为"协调"的方法。这帮助患者在设定的生理限度内适应生活，鼓励他们不要过度活动。如果慢性疲劳综合征事实上不能治愈，这将会很有意义。但是，根据怀特的理论，过度强化消极信念及维持疾病状态，而不是允许身体恢复，将会适得其反。

谁是对的？怀特和同事决定进行确定性试验，并与英国最大的慈善组织——"肌痛性脑脊髓炎行动"协会（Action for ME）一起，设计和执行一项为期 5 年的研究。试验涉及 641 例患者，分成 4 组。对照组采用常规治疗，即避免过度运动，必要时服用治疗抑郁、失眠和疼痛的药物；其他三组进行标准治疗，以及分别加上认知行为疗法、分级运动疗法或协调疗法，后者发展成自适调步疗法（APT）。

2011 年，研究者在《柳叶刀》杂志发表了研究结果。他们发现自适调步疗法完全无效，该组患者与对照组没有差别；但是分级运动疗法和认知行为疗法效果中等，两种疗法明显降低了疲劳和失能得分。进一步分析发现，这两组中有 22% 的患者在 1 年后恢复，其他两组仅为 7%～8%。这还不能算是巨大成功，却显示了怀特的方法是现有的最好的疗法，同时也说明慢性疲劳综合征有可能康复。

如果说以前的试验都以失败告终，该项研究则被接受，但引起狂怒。《柳叶刀》杂志收到大量批评怀特方法的来信。"肌痛性脑脊髓炎行动"协会拒绝接受这一发现。一位教授在给杂志编辑的一份长达 43 页的批评信中称该试验"不道德，不科学"。患者在脸书上提问："《柳叶刀》杂志何时撤回这种欺骗性的研究？"

与此相反，杂志发表了一篇声援怀特和其同事的社论，认为应赞扬他们主动采用随机化试验检验不同思路和干预方式的行动。不过，这并没有改变患者群体的态度。在资助、组织和实施确定性试验的几年来，怀特最终获得了可靠的数据，他相信能够帮助病情类似于萨曼莎的其他慢性疲劳综合征患者。在他的诊所就诊的患者也欢迎这些发现，然而，他不能说服肌痛性脑脊髓炎行动组织接受该疗法。

关于慢性疲劳综合征是生物学疾病还是心理性疾病的争论仍然很激烈。2014年6月，英国绍森德大学医院埃塞克斯慢性疲劳综合征服务部的两位学者在英国医学杂志网站上发表了一篇文章，推测慢性疲劳综合征或许是一种"文化基因"。这一术语首先由遗传学家里夏尔·道金斯在 1976 年出版的书《自私的基因》（The Selfish Gene）中提出，用来描述心理观念或行为在人与人之间的传递。

作者指出，历史上有几种疾病可能源于文化基因，例如在 19 世纪中叶（新发明时代）出现的一种被称为"火车大脑"的病症，即兼有疲劳和精神症状。一般认为这是因为旅行颠簸引起了隐形大脑损伤。也许慢性疲劳综合征某些症状以类似文化基因的方式传播。

然而，该文章因一场迅速发起的运动而撤稿。"肌痛性脑脊髓炎行动"协会会员感到震惊、愤怒和关注。在随后的在线评论中，慢性疲劳综合征患者控诉文章作者"无知，骇人听闻和毫无人道"，同时他们的理论被抨击为"可怕，病态和歪曲"以及"疯狂"。几天后，埃塞克斯慢性疲劳综合征服务部给"肌痛性脑脊髓炎运动"协会写信，借以撇清与文章的关系，并声言作者对于文章引发的混乱甚感遗憾。

怀特认为，像过去一样，问题起因于盛行于医学界的思维模式。人们认为疾病不是生物学问题就是心理学问题。他说，绝大多数医师对于心理和机体持二元论观点，找精神科医师看心理疾病，找内科医师看躯体疾病。这样，最终导致慢性疲劳综合征患者仅有两种选择：要么他们的疾病属于生物学方面，与心理因素完全无关，目前尚不能治愈；要么他们是疑病症患者，自己造就了全部痛苦。无怪乎他们处于抵触状态。

事实上，怀特认为这是错误的划分。心理和躯体无疑会相互作用，彼此反映。心理即躯体，躯体存在心理感知。科学家逐渐发现，精神分裂症或抑郁症等精神性疾病反映了大脑结构的异常，神经性疾病如帕金森病可引起心理和躯体两方面的症状。

怀特指出，虽然认知行为疗法常被作为心理治疗方法，不过它对机体也具有生理学效应。几项研究已经显示，认知行为疗法课程启动了测定大脑物质的进程，并能影响应激激素如皮质醇的水平。

他还提出，慢性疲劳综合征患者态度的较大转变有助于接受如下观念：患病时，躯体和心理因素交织在一起，不必担心受到侮辱。慢性疲劳综合征兼有生物学和心理学两种因素，并非仅具其一。

**自愈力的真相**
Cure

# 催眠疗法能缓解
# 肠易激综合征

**艾玛** *女  21岁  肠易激综合征* ————————

我站在英格兰北部的一间小诊室中，一位年轻的母亲躺在病床上，她双手紧抱腹部，剧烈地喘息、呻吟着，惊恐万状。

21岁的艾玛金发披肩，戴着银色的项链，育有一子。她的母亲坐在床旁的椅子上，一边轻抚女儿的手臂，一边凝视着医生，蓝色的双瞳中透出几分绝望，神情憔悴，仿佛数周没有合眼。

艾玛侧抱着一只紫色热水袋，手臂的皮肤被烫得红肿，但依旧不愿松开，只是在呻吟中不停地改变姿势来减轻疼痛。她努力地尝试坐在床沿，旋即向前俯身，伴随着粗重的呼吸声，双手掩面。

"哎哟，"她在呻吟中无奈地道歉，"噢，对不起，它越来越严重，现在真的难以忍受了。"遭受着疼痛、焦虑和腹部收缩感，艾玛就像一位正在分娩的女性。然而，她肚子里并没有胎儿，这种煎熬却日复一日，从未改变。

## 弗拉泽　男　约50岁　肠易激综合征 ————————

　　我们正在英国的曼彻斯特威森肖医院，对彼得·霍维尔医生的诊所而言，这只是又一个寻常的清晨。在艾玛之后，他接诊了弗拉泽，这名患者年近50岁，早些年被诊断为扩张性心肌病。正是这种心脏疾患使他父亲40多岁就不幸去世，而现在，弗拉泽的心脏也在迅速衰竭。

　　但这并非他就诊的原因。他表示自己完全能应对心功能不良带来的种种，即使最坏的情况发生，植入式除颤器也可以挽救他的生命。实际上，令他感到沮丧和绝望的罪魁祸首是持久而无法控制的腹泻。弗拉泽拿出一张照片，上面显示的是一条脏兮兮的牛仔裤，他向霍维尔讲到，自己当时正参加一个派对，可该死的腹泻让裤子变成这样。他不得不始终贴墙站着，直到所有人都离开。

## 吉娜　女　38岁　肠易激综合征 ————————

　　接下来是38岁的吉娜，她第一次来到这家诊所。"请描述一下你的病情。"霍维尔说，随后吉娜讲述了大约半小时。从18岁生下女儿那天起，她就始终遭受着腹痛的折磨。最初，没有人清楚这究竟是胃肠道问题还是妇科疾病。她在27岁时接受了子宫切除手术，随后又接受了多次肠道手术，而症状却一次次恶化。现在她患上了严重的便秘，每日服用十余种不同的药物，包括泻药和强效止痛剂，可依旧无法解决问题。除非使用利多卡因凝胶配合一套灌肠设备，否则她数周都无法排便。

　　她还患有后背和肩膀的烧灼痛、偏头痛和胃疼。疼痛使她无法入眠，筋疲力尽。她整日工作，以求全部精力都被占据，不再关注其他的事。她决心自食其力，而不是依靠政府福利生活。"我想告诉我的女儿，应当做些什么。"她平静地请求霍维尔切掉她的结肠，"如果结肠切除术可以根治我的腹痛，我愿意接受手术。"

**自愈力的真相**
Cure

艾玛、弗拉泽、吉娜罹患的都是肠易激综合征，就像我在前面讲到的琳达·博南诺一样。肠易激综合征因被认为与心理相关而常被忽视，也被认为是一种生活妨碍，而非生存威胁。但从霍维尔诊所的这个早晨就足以看出，这种状况完全可以摧毁人的一切。

全球大约有 10%～15% 的人群经受肠易激综合征带来的疼痛、腹胀、腹泻和便秘。传统治疗往往只能提供有限的帮助，诸如医生给予生活方式建议（饮食和运动方面的建议）或者开泻药、肌松药或抗抑郁药等，但对许多患者无效。

类似于慢性疲劳综合征，肠易激综合征也是一种"功能性"紊乱，这意味医生在肠道诊断检查中，不会发现任何器质性改变。与慢性疲劳综合征患者一样，肠易激综合征的患者时常认为自己没有被认真对待。

"我宁愿自己的问题是'腿部骨折'，它在 6 个月内将会痊愈，到那时我就彻底摆脱了它，"吉娜说，"人们可以看到我腿上绑有夹板，明白这就是我的健康问题。而对肠易激综合征，旁人总是无法理解。"

霍维尔是一位肠易激综合征领域的世界级专家，他认为这些诸多无法解释的疾病，可能反映了医学的不足，在未来，这些症状可能将被确认有生物学基础。但是现在，他说，患者们总是会面对这样的医生——用术语"功能性"解释一切，却恰似一种隐晦的侮辱，同时暗示患者只需要自己振作起来就能康复。"他们的医生往往表示所有疼痛都是患者自己想象出来的。"霍维尔解释道。

霍维尔身着长裤和衬衫，体形修长，打扮潇洒，深褐色的头发中夹杂着几缕灰发。他的口音十分优美，但有时夹杂几句文雅的粗话，他也曾因某位患者对此抱怨而受到责难。当然，大多数时候，患者似乎愿意接受他直来直去的性格和幽默感。

当霍维尔在 20 世纪 80 年代成为一名消化科医生时，他因肠易激综合征患者的困境而难过，深感医疗界没能履行对这些患者的责任。大多数医生仅仅做出了诊断，之后即对他们不闻不问。与他们不同，霍维尔决定寻找帮助他们的方式。

他曾读到过催眠是一种放松肌肉的绝佳方法，于是想探求它是否也可以帮助放松肠道，随后他参加了催眠培训课程。完成培训后，他尝试着催眠自己的秘书。"她几乎从椅子上掉了下去，"他说，"看起来还挺有效的。"

催眠所带来的意识恍惚状态几乎和人类的存在时间一样长，并且仍流传在世界各种传统文化中。为了治愈肚子里沸腾般的疼痛感，卡拉哈里人一直保留着舞蹈治疗的仪式；西藏的小伙子们会和着鼓点跳舞，同时在面颊、舌头和后背插上针和钢丝——他们显然没有感觉到疼痛和伤口出血。催眠的现代历史，通常被认为开始于 18 世纪，源于一位名叫弗朗兹·梅斯梅尔的奥地利医生，催眠后来成为唯物主义和科学的敌人。

梅斯梅尔编造出一种神秘的液体——"动物磁"，它流经并连接所有活着的事物。他声称，当这种液体受阻时人们就会生病，而通过让它适当流动，他可以治好所有种类的疾病。起初，他使用磁铁来操纵这种液体，最后他只是挥动手掌来引导它"穿过"患者的身体——这也是当今许多舞台催眠师使用的夸张手部动作的起源。他的患者受困于瘫痪、失明等各式疾病。典型的过程则表现为，随着治疗的进行，患者变得越来越焦虑，直至出现惊厥或昏倒；而当他们苏醒过来时，便声称自己被治愈了。

在巴黎工作期间，他吸引了数量巨大且忠实的顾客，催眠术也成为最前沿的时尚。成组的患者（多为女性）坐在巨大的木管上，当中填充水和铁屑。医生在周围走动，通过双手在他们身上摩擦，触发歇斯底里的痉挛。

巴黎传统的医生厌恶梅斯梅尔，据称是因为此方法的伦理问题，而不是因为抢走了他们的生意，同时，他们迫切想败坏梅斯梅尔的名声。1784 年，法国国王路易十六召集了一组顶尖的科学家评价梅斯梅尔的技术。其成员包括本杰明·富兰克林，当时是驻法国宫廷的美国大使；还有安托万·拉瓦锡（Antoine Lavoisier），他发现了氧气，通常被尊称为"现代化学之父"。

自愈力的真相
Cure

这个小组使用了静电计和指南针，却没有发现梅斯梅尔所宣称的磁场的任何踪迹。治疗师们也无法"磁化"他们自己或者科学学会的成员。于是，拉瓦锡设计了一连串精妙的实验，来证明梅斯梅尔所谓的疗效是捏造的。在一项测试中，梅斯梅尔的一位同事磁化了花园中某一棵杏树。随后一名志愿者被蒙住双眼，让他依次拥抱一排树，但是没有告诉他究竟哪棵是被磁化的。看上去每棵树都对他产生了影响，他的症状越来越严重，以至于拥抱第4棵树时，他崩溃了，然而催眠师只磁化了第5棵树。

"没有任何证据表明有某种液体存在，"富兰克林在关于梅斯梅尔的报告中写道，"这种磁化手法只是一种提升人们想象的把戏。"

委员会的巧妙调查提供了一种临床试验模型，它构成了现代医学的基础。正如我们在本书前面看到的，科学家检验一种治疗是否有效，是通过与一种"虚假"的治疗或安慰剂进行比较，此时受试者对所接受的治疗方法是"盲"的，就如同刚提到的男青年在杏树园中那样，没有人告诉他哪棵树被"磁化"了。这项工作被尊称为循证医学领域首创的成功。

但是，正如对照试验往往会导致医生忽视安慰剂的疗效，也许国王的委员会也犯了相似的错误。他们的确拆穿了梅斯梅尔的磁性液体骗局。可就因为这一治疗仅依靠暗示治病就将其视为垃圾而完全抛弃，他们是否错过了一些真正有治愈力的东西呢？


**妮科尔** *女　48岁　肠易激综合征* ————————

"让自己随性和放松。"

我开始注意到某些卡片。它们无处不在，粗略估计有五六十张，上面绘制的图案有蝴蝶、花、沿海的场景、礼帽中的狗。它们或是被盖在桌子上，或是被排列在书柜上，或是被别在墙上。里面有长长的、手写的信息："感谢万物……我只想让你知道我是多么感激……这于我的人生是一个巨大的改变。"

"让这些轻松的感觉遍及你的全身。"

墙上有许多海报，展示着肠道的结构，还有一扇厚重的刷着医院的绿色的门，上面有一条标语：不要打扰，正在进行催眠疗法。这里寂静无声，只有发出"滴答"的钟表声。阳光从外边的停车场斜穿过百叶窗。

"那种感觉从你的双脚，传到膝盖，再到大腿，最后到肠胃。"

这间办公室里的大部分空间被两把皮质的扶手椅占据，它们相对而放。帕梅拉·克鲁克尚克斯坐在较小的那把椅子上。她是一位催眠治疗师，在威森肖医院与霍维尔共事 20 年。

"不要束缚这种感觉，让它在你的身体里自由流淌。"

克鲁克尚克斯正向前倾斜上身，双臂交叉，在膝盖上做着记录。她双眼闭合，一头细密乌黑的长发，戴着一条绿色方解石珠项链和半框眼镜，她看起来像一名图书管理员或爱心阿姨。她用抚慰的北方口音温柔地说着每一个字——那种语音会使我想到甜甜的焦糖。

"想象那种美好的感觉传到你的双肩。从你的手臂向下传到手掌和指尖，同时又穿过了脖颈，流动到面部肌肉。"

几米之外是妮科尔，她的双脚搭在一把巨大的倾斜椅子上。她也双眼微闭，呼吸又深又缓。这个 48 岁的女人很苗条，有着栗色头发，银色的柱状耳环和光亮的唇膏相得益彰。

"所有事物都变得更加舒适和轻松。你很享受这种美好的流动。"

14 年前，妮科尔正在享受自己的空姐生活，期待着即将到来的第一个孩子。

**自愈力的真相**
Cure

可是她的儿子出生即患了唇腭裂，同时听力和语言功能也有问题。之后，丈夫带着夫妇俩全部的财产离开了。由于无法支付租金，她变得无家可归。

"想象你在进食前真的很放松，享受食物，缓慢地品尝，仔细地咀嚼，当它进入你的胃，你对那种充实感到很舒服。"

在短短的几周内，妮科尔忽然变成了一个单身母亲，没工作，没钱，没人陪伴，无家可归，还带着一个有特殊需求的孩子。她和儿子住在一间廉租房，一面通过学习成为一名牙科护士，一面看着儿子经历数次手术。她会在每天早晨 5 点起床，在带儿子去托儿所和上班之前及趁儿子熟睡时，她会读书、学习。

"你的胃发出轻柔的波涛，就像在一个美丽而静谧的海滩上涨落的海浪。想象你的肠道正如海浪般摆动。"

但压力再次缠上了她。一段时间里，她感到不舒服和持续的疼痛，就像有刀刃在体内拖动。她也变得严重水肿，原本苗条的身材看起来像有 9 个月的身孕。

"想象小肠中有细小的波浪，正在把食物向前推动，将它缓缓地吸入身体。"

妮科尔花了 12 年时间才被诊断为肠易激综合征。医生开了越来越多的药，以致她完全无法明白每种药的作用究竟是什么。但任何手段都无助于改善她的疼痛、呕吐和持续腹泻。最糟的时刻就是，每当被收入医院，她挣扎着呼吸，血压急剧升高，她极度扩张的胃使医护人员相信她怀孕了。

"所有的事都静谧而舒适。你看，水在阳光下是如此闪耀。"

妮科尔被转移到彼得·霍维尔这里接受照料，当霍维尔建议催眠疗法也许会有效时，她至少存有疑虑。可她绝望到了极点，愿意尝试任何事。当天是她与克鲁克尚克斯的第 6 次会话。痛苦从她脸上消失，她看起来十分平静。

"不是你的肠胃在控制着你，而是你决定着自己的肠胃如何运行。我正在唤起潜意识来帮助你，你要相信肠道在以正确的方式运行。"

当克鲁克尚克斯的谈话结束时，妮科尔深深呼吸着。她向上伸展双臂，睁开眼睛。

在克鲁克尚克斯布满卡片的办公室里，我问妮科尔，当被催眠时会有怎样的感觉，她回答说就像在空中飘浮。"当帕梅拉讲述时，我眼前显现出温暖的、蓝绿色的水。很舒缓，仿佛徜徉于怡人的假期之中。我觉得自己仿佛在其中微笑。"

而催眠治疗帮到了她吗？起初，她很想看到效果，却事与愿违。直到从上周开始……她停了下来，明亮的双眼望着我，就像一个探险家，藏着令人兴奋的秘密急于分享。

"奇迹发生了！"她说，"之前，那种浮动和膨胀感上升到我的胸部，疼痛仍然在持续。而现在，这些感觉一并消失，疼痛也荡然无存。我终于不需要寻找治疗方法了！"她转向帕梅拉，眼含热泪说："我想要吻你！我被折磨如此之久，而现在，我已经能在一周之内没有疼痛，简直太美妙了！"

妮科尔离开前，克鲁克尚克斯询问她过去一段时间的状况。"我还得了癌症。"她平静地回答。她的背上有一个肿瘤，她之前曾治疗过，但眼下再次复发。"真对不起，"我万分难过，但妮科尔摇着头，"它很早就有了，我对它并不在意，"接着她指着自己的胃说，"这里才是最糟糕、最疼痛、足以毁灭精神的事。"

起身告别时，她给了克鲁克尚克斯一个深深的拥抱。很快，墙上将又会多一张幸福满满的感谢卡。

在被法国国王的委员会质疑后，催眠术并没有消失。相反，它被重新改造，并有了新名字。

尽管有富兰克林的报告质疑，催眠师在19世纪仍遍及欧洲和美国。不同于让患者经历歇斯底里的惊厥，他们试图让人们进入类似睡眠的恍惚状态。这曾被在引人注目的舞台表演中进行展示。在其中，实践者常常宣称会从那种恍惚状态中

自愈力的真相
Cure

诱导出超常的力量，诸如心灵感应或透视力。不过，医疗机构始终认为整件事都是骗局。

1841年，一位叫詹姆斯·布雷德的医生观看了其中的一场演出，意图拆穿它，但是在检查完被催眠的受试者后，他确信在这些演出之中有着值得研究的内容。他推断，并不需要晃动手掌，仅通过让人们将注意力集中在一件物体上，如一个瓶子的顶端或蜡烛火焰，就可以将他们诱导入一种恍惚状态。没有什么是超自然的，以上只是一种经过科学研究即可合理解释的身体现象。他将其称为"神经催眠"（neurohypnosis），其中词尾来源于希腊的睡眠之神修普诺斯（Hypnos）。

随后，催眠被西格蒙德·弗洛伊德等精神治疗医生所接受，他在很早便在自己的行医过程使用它来发现并解决精神病问题。此外，米尔顿·艾瑞克森（Milton Erickson）脱离了早期催眠师教条的方式，转而建立起依托暗示的间接方法，以求克服患者对被动催眠的抵抗，并且在诱导过程中不断重复真实的短语，比如"你现在正舒服地坐在椅子上"，来获得患者信任。以上两点均证实了潜意识在身体健康中扮演了一个关键角色。

然而催眠涵盖的主要部分，还是没有得到医疗行业的认可。它总使人联想到某些古怪的用途，类似前世回归等。治疗师也在无意中给人们埋下了滥用催眠的错误记忆。而持续的舞台表演风潮，还给催眠贴上了下流和伪科学的标签。

另一个问题是，科学家们始终难以理解催眠对大脑究竟做了什么。很显然，对被催眠者进行描述是非常容易的，但解释起来却无比困难。"那就像你正在进入想象的世界，"大卫·施皮格尔（David Spiegel）表示，他是斯坦福大学的精神病学家，也是世界上催眠疗法的研究引领者之一，"没有评判，没有对照和比较，你只是在一种自身体验的流动中，所经历的事物看起来非常生动和真实。你并不抵触这样做，也没有在煎熬中一分一秒地计数。它像一段精神的过山车旅程，过程中你只是紧抓扶手，看着眼前不断发生的一幕幕场景。"

心理学家通常会提出一个平淡无奇的定义，如"一个注意力高度集中，伴随外部意识暂停的状态"。当被催眠时，人们看起来比日常更易受影响，对扭曲的事实也变得更加敏感，类似于错误的记忆、失忆症和幻觉。他们也会觉得仿佛失去了对自身行为的主观控制。比如，倘若催眠师说"手臂将会抬起"，在被催眠者看起来，似乎是手臂在自主运动。

对这些神奇效应的一个普遍的解释是：催眠中，意识的不同部分彼此之间被分隔开。这意味着大脑的潜意识会遵从指令，而自身意识却不知道。催眠师让我们抬起手臂，我们也这样做了，但主观感受却像是其他人把手臂举了起来。在这种所谓的失忆过程里，其实潜意识会记录发生的事件，只是这些感觉不会被传递到我们的意识层面。

我们可能随时随地都在进入或脱离催眠状态。你是否有过这种经历，当开车从一个地方到另一个地方，却发现到达时想不起旅行中的任何事；或被有趣的故事所吸引，醉心于书或电影，而无法察觉到有人在喊你的名字。

这可能意味着完全没有特别的事发生。的确，一些研究者认为催眠纯属子虚乌有，被催眠时人表现出的种种，有其他的解释，比如"凝视压力和演戏"或"出现了生动的想象"等。也可能它只是一种推动我们实现期望的方式，让我们愿意相信某件特别的事正在发生，其原理类似强效安慰剂。这很好地解释了为什么催眠会有如此之多的形式，从歇斯底里的痉挛到昏睡，再到非洲南部的卡拉哈里沙漠土著人的舞蹈。催眠仅像一个自我实现的预言，人们可以通过它体验期望变成现实的感觉。

最近，大脑扫描研究提示，当我们被催眠时，脑中确实发生了一些有意义的事。其中一个例子是施皮格尔的名叫"相信就会看到"的实验。他向志愿者展示一系列的格子，一组志愿者看到的是彩色的，另外一组则是黑白的，同时对他们的大脑进行检测。随后，当志愿者们在看着这些格子时，施皮格尔会描述某些黑白和彩色的格子彼此转化，随着格子的颜色依照描述发生改变，记录仪会得出志愿者的

**自愈力的真相**
Cure

大脑产生的反应。

处理颜色视觉的脑区随着黑白格子变成彩色，会出现更高的活跃程度。通常这种改变只发生在真实视觉的指引下，但在被催眠的人中，当他们接受到施皮格尔"黑白网格染上彩色"的指令后，上述变化随之出现。相反，如果指令内容是彩色变成黑白，该脑区的活跃度将下降，而在以上过程中，格子的颜色其实并没有改变。这是一个重要的结果，显示出受试者并非是在假装或想象，他们真的看到了颜色变化。这种效应并非只发生在易被催眠的人群或有造假嫌疑的志愿者中。

在经过催眠后，人的行为也会变得不同。在被催眠的受试者面前摆上一把椅子，一旦被告知"你没有看到"，他们就会坚持认为椅子不存在。然而如果受试者被要求步行穿过这间屋子，有趣的是，他们仍会绕开椅子再往前走，这与"他们潜意识仍然知道椅子在那里的观点"相一致。相反，没有被催眠的受试者被要求假装这种体验，通常会直接撞到椅子上。

多亏了这样的研究，医生们得以广泛了解到，催眠可以穿过我们表层的意识认知，到达深层的思维模式和信仰。催眠被英国和美国医学会视为合法的医学工具，至少可以作为心理问题的治疗方式之一，例如解决成瘾、恐惧症和饮食障碍等。但我所感兴趣的是催眠能否直接影响人体的生理层面，特别是成为一种有医疗价值的手段。

还记得儿科医师卡伦·奥利斯用鱼肝油和玫瑰香水治疗曼奈特的红斑狼疮吗？她现在是一位受人尊敬的催眠研究者，同时任职于美国国家卫生研究院补充和代替医疗委员会。她认为，催眠可以帮助我们到达与条件反射相同的大脑潜意识区域，接入自主神经网络，从而影响平时不被主观控制的人体系统。

她以儿童为对象的研究显示，他们可自主调节血液流动来改变指尖的温度。在通常情况下，指尖的温度在人们放松时会升高，但"这些孩子还能通过其他方式做到这一点"，她补充道："他们会创造出不同的想象。其中一个孩子曾说他想象自己正触摸太阳。"相信那些精神想象（当我们被催眠时，脑海中也是这样栩栩如生）对于影响机体十分重要。基于思维形式的差异，也许相较于抽象和理性想法，这种具体比拟会激活不同的脑区。但她也承认："我们距离掌握其中的细节还有一段遥远的路途。"

催眠指令可以影响体温和血液流动，这一发现已被其他研究者成功重复，包括爱德华多·卡西利亚（Edoardo Casiglia），他是一名来自意大利帕多瓦大学的心脏病学家。在一项测试中，他告诉被催眠的志愿者："我会从你们手臂上取半品脱血液。"随即，他们的身体就有了相应变化，表现为血压降低和血管收缩。与第二小组中的受试者表现相同，作为对照，那些受试者曾真的被抽血。在另一项测试中，他告诉被催眠的志愿者："你们正坐在一间温暖的浴室中。"他们全身的血管开始扩张，仿佛坐在一间真实的浴室中。而当志愿者被告知前臂在温暖的水中，他们只有前臂的血管会出现扩张。

在第三项研究中，卡西利亚让志愿者们把他们的右手放在一个盛有冰水的桶中。这是一项极端的疼痛体验研究，通常会引起强烈的应激反应，包括血管收缩、血压升高和心跳加快。这是人体的一种本能，传统的医学观点认为，我们主观上无法抑制它。但是被催眠的受试者说，在完成这项任务过程中，他们的右臂没有丝毫疼痛感，也没有任何上述的生理反应。

卡西利亚坚信，如果这种情形能被更好地理解，将会出现一个潜在而巨大的医学应用领域。我们或许可以用催眠推动血液流向大脑，来对抗随着年龄增长出现的认知损害；或推动血液流向四肢远端，帮助改善手脚的血液循环障碍；甚至可以引导某种药物抵达身体的特定部位。卡西利亚也承认，目前来看，这些更像是科幻小说中的场景，但并非彻头彻尾的胡思乱想。最近，他有一项新发现：被催眠的志愿者经过合理指示，可以提高对自身肠道的血流供应。

其他团队的研究报道，在催眠时给予放松的建议将影响多种与压力有关的免疫反应（比如学生在考试前的不适），进而减轻炎症。与此同时，一些小的研究提

**自愈力的真相**
Cure

示，催眠治疗也许还会改善自身免疫的紊乱，如湿疹和银屑病；还可以缓解持续的上呼吸道感染，甚至能清除掉疣。然而，各式结果总是混杂在一起。不同的研究倾向于测量免疫系统的不同方面，同时没有统一的框架被构建出来。在这样的现状下，想完成催眠研究的荟萃分析是很难实现的，因为没有足够多的高质量研究支撑任何关于"催眠益处"的有力结论，或者关于哪种技术应用最佳。对于一个像我一样的外行，在这些数据中进行搜索会令人沮丧；尽管可以感知到令人兴奋的潜力，但这仍是一个充满不确定的领域，因为多数时候总伴随着空泛和模糊不清。

之后，肠易激综合征的催眠疗法出现了。

与很多催眠治疗师深入人们的童年回忆或心理障碍不同，霍维尔对患者的私人问题不感兴趣。他的目标是解决给他们带来痛苦的根源：肠道。

"大脑和肠道基于复杂的方式联系在一起。"他对我说。二者之间有着恒定的双向"交流"，既通过自主神经系统的实体连接，相互间也有血流循环的激素作用。肠道中的信号如何传导到大脑，随即大脑会对信息做出何种反应；又是如何调节肠道的功能的，这些过程通常难以为我们所察觉。

例如，来自胃的信号告诉大脑：如果饥饿，就需要进食；如果饱餐，就需要分泌胃酸或者增加血流来帮助消化；如果吞下毒物，则需要呕吐出来。在这一作用的其他终端，来自结肠和直肠的信号告诉我们需要去排便。随后，我们可以选择即刻执行，或者抑制这种冲动，等到更加方便的时间再执行。

我们中的大多数人曾体会过，精神状态究竟会给肠道功能带来怎样的影响。比如某处卫生间使用起来不方便，情绪稳定时，我们也许只是几天都不去；然而，当我们陷入焦虑，则会感到恶心或者试图清空自己的肠道。"这是进化形成的选择结果，打个比方，倘若你正在大草原上游荡，很可能被某种东西吃掉，最好的选择是尽快清空你的肠道，从而减少肠道血流，"霍维尔细致地解释道，"这样你就可以把血流集中到肌肉中，以产生足够的力量供你逃跑。"

然而，在肠易激综合征患者中，大脑与肠道间的交流变得如同一团乱麻。例如，长期的压力会导致顽固的腹泻、呕吐或疼痛至极的肠道痉挛。这会在人们担心自己症状的基础上，产生一个恶性循环，使问题更加糟糕。"疼痛出现的同时，焦虑也一并袭来，"艾玛说，就是那名和母亲一起拜访霍维尔诊所的 21 岁女性，"我知道它是怎样形成的，但就是无法打断这个循环。"

在完成催眠培训后，霍维尔相信这项技术有可能减轻压力和焦虑，帮助患者避免对来自肠道的信号产生过度反应。当然，他也希望催眠能直接影响肠道的功能。为了做到这一点，他辅导患者们对肠道的工作方式加以了解。之后在催眠过程中，他让患者们运用所掌握的内容，设想出一个更平静的、没有任何烦恼的消化过程。一个相对普遍的方法是，把肠道想象为一条河流。一些便秘患者可能会在其中创造出一个涌动的瀑布，另外一些腹泻患者更愿意将其想象为一艘小船漂浮在缓缓流淌的运河上。

为了在进行催眠治疗的尝试中仍然保持一定的学术含量，霍维尔明白，他必须用有力的科学试验来证明自己的结果。1984 年，他发表了第一项研究——一次含有 30 人的随机试验。受试者接受了 12 周关于肠道的催眠治疗或心理治疗（后者主要探讨了可能导致他们症状的压力和情绪等问题）。这些都是绝望的患者，已经被严重的肠易激综合征折磨多年，他们从传统治疗中无法获得任何缓解。霍维尔让他们用一把刻度尺记录自己的肠道功能，分数越高代表症状越严重。心理治疗组以均值 13 开始，3 个月后没有任何改善。而催眠治疗组从 17 开始试验，最终以 1 结束。

这一瞬间，假设试验似乎化作了生命的召唤。为使更多的人对催眠的态度从大声抱怨变成理性接纳，霍维尔在威森肖医院建立了一个专门的催眠治疗中心，现在那里有 6 名催眠治疗师，并且已获得一些证实其技术的证据。

以肠道为关注点的催眠疗法并不能帮到每一个人。例如，艾玛就经历了这一

自愈力的真相
Cure

过程，但仍然感到很糟糕。经过多重的试验和审核，霍维尔总结出，在其他治疗均宣告失败的群体中，催眠疗法可以帮助约 70%～80% 的患者。

> 其他的某些症状，如头痛或疲劳，通过催眠治疗，患者也能更少地咨询医生或者顾问。其原因不只是肠易激综合征相关的痛苦减少，而是身体所有不适都得以改善。另一些试验提出，这种方法对其他胃肠道功能紊乱也有疗效，如功能性消化不良和非心源性胸痛，甚至对免疫紊乱也有帮助，如克罗恩病或溃疡性结肠炎。在这些疾病中，免疫系统攻击了肠道的内层黏膜。

至少对于肠易激综合征，这种获益看来能持续较长的时间。在催眠治疗有效的肠易激综合征患者中，霍维尔随访了其中的 200 余名，到第 5 年时，仍有 81% 的人处于良好状态。事实上，他们中的大部分人，正在经历持续改善的过程。这种具有延续性的效果，以及在试验中催眠治疗的患者相较于对照组有显著提高的事实，均表明催眠不仅仅是安慰剂效应。

尽管肠易激综合征患者有时会出现戏剧性的安慰剂效应，正如我们在前面所讲到的，但那些通常也只是暂时性的。霍维尔曾经记录，当他的患者完成外科手术后，常常在最初感到效果良好，但随后便再次发作。相反，他相信催眠治疗有助于改变他们关于肠道问题的思考模式，以求更好地减轻症状。他发给患者们录有治疗过程的 CD，有了它以后，他们就可根据自身需要在家中坚持练习。

霍维尔的研究同时也显示，除了减少压力之外，催眠治疗还有更多的益处。在肠易激综合征患者中，肠道的内层会对疼痛愈发敏感，这可通过如下方式测量：将一个球囊从臀部置入肠道，向其中充气直到被测者示意有痛感。健康人在压力为 40mmHg 左右感到疼痛，但肠易激综合征患者通常无法忍受其一半的水平。催眠治疗似乎可以纠正这种过强的敏感性。霍维尔在一个疗程后进行测试，结果显示，他们的痛觉敏感度回落到正常水平。

此外，至关重要的是，催眠过程能够影响胃将其内容物排入小肠的速度，这可以通过实时的超声进行测定，结肠也有一定比例的改善。与欧尼斯和卡西利亚在血流方面的试验一样，我们谁都没有料到，这些事竟会如此容易实现。

"你不应该只是坐在那里对患者说，'你已经放松了自己的肌肉'，这显然很难实现，"霍维尔解释道，"催眠的要义是在这个易受影响的状态中，更便于治疗者对他们的身体做一些事，尤其是那些在意识状态下必定无法完成的任务。"

当我结束对催眠治疗中心的访问，回到霍维尔的办公室时，他强调压力和焦虑并不是肠易激综合征的全部诱因。其他影响因素包括遗传、饮食、肠道微生物、大脑处理疼痛的方式，当然还有肠道本身。

他指出，每个患者表现为这些因素影响的不同组合。在一些情况下，像艾玛的疼痛或妮科尔的腹胀，心理因素似乎扮演了一个主要的角色。而其他情况，如吉娜的便秘，可能没有某个因素完全占主导。

霍维尔认为，对于吉娜的问题，如果再次通过手术处理，可以在术中做得更多，包括损毁控制肠道功能的一些神经。和预防性子宫切除一样，可能还要去掉她的胆囊。"她盆腔底接受了过多的手术，"他说，"难怪没能起到正确的疗效。"

这也是他坚持催眠治疗应当伴随传统手段来使用的原因。尽管催眠可能会帮助吉娜应对与症状相关的压力，霍维尔还是推荐了强有力的肌肉弛缓药和泻药，如果这些没有效果，再选择结肠造口术。

我对这么多的人在向霍维尔求助前曾接受腹部手术感到震惊，那天我遇到的患者中占了 7/10。他相信这也是肠易激综合征的一大原因。如果肠道在手术中被移动或扰乱，它会变得更敏感，还会向大脑发送增强的疼痛信号，它们通常会成为首先触发肠易激综合征的因素。其他一些案例中，胃肠科医生希望通过做手术缓解患者症状，最终却发现状况更糟。

**自愈力的真相**
Cure

"外科医生按照既定思路进行手术，"霍维尔表示，"在很多情况下，他们可以带来奇迹般的彻底治愈。如果你身患阑尾炎、胆囊炎或肠穿孔，他们将拯救你的生命。"但是当某人出现腹痛，他们的默认反应是切掉一些东西。不幸的是，这往往导致问题加重。"这样做，也许有全世界最好的理由支持，"霍维尔坦率地讲，"可你一旦在结构上改变了肠道，瘢痕和粘连相继出现，你永远无法通过催眠将它除去。"

这让我想起了慢性疲劳综合征患者所面临的困境，受迫于这种疾病，他们要么接受"它是一种生物性的无法治愈的疾病"的事实，要么被当作"一场心理虚构"。我询问霍维尔，肠易激综合征患者是否也会这样，陷于身体或精神的两种极端。因为现在，有些人的治疗方案似乎意味着肠易激综合征是一种纯粹的身体疾病，仅通过手术切除一段又一段的肠道就能好转；而其他人则被告知其核心问题在自己的大脑中。我很好奇，什么时候能有一种方法，使患者们同时得到精神和心理的治疗？

霍维尔注视我片刻，说道："这正是关键点。"

你大概会认为，伴随着所有的成就，霍维尔可能会对他的职业选择感到相当快乐。他已经开发出一种十分可靠的疗法，并且帮到了其他医生已经放弃的成千上万的患者。全世界的研究团队在"以肠道为焦点的催眠疗法"上完成了众多随机对照研究，都取得了阳性结果，但愿这并非总是巧合。此外，最近一篇系统综述总结道，这种治疗是有效且持久的。

基于这些证据，负责管理英国国家健康体系的英国国家卫生医疗质量标准署，现在批准了催眠疗法可用于对传统方法治疗无效的肠易激综合征患者。这是英国国家卫生医疗质量标准署唯一支持的补充治疗，也是催眠在器质性疾病中的唯一适应证。

但霍维尔似乎并不开心，事实上他好像相当失望。因为尽管有诸多试验和英国国家卫生医疗质量标准署的推荐，但许多负责为治疗提供资金的办事机构仍然拒绝支持这项新疗法，同时，英国国家健康体系网站还宣传说肠易激综合征的催眠治疗研究"没有为它的效果提供任何有力证据"。

在霍维尔看来，问题出于催眠治疗无法完成那些严格的临床设计试验，通常这些试验专门被用于测试药物疗效。在推荐一种特定的治疗方法前，循证医学提倡完成一项双盲对照研究，即患者和医生都不知道他们接受的是真实的治疗还是虚假的对照处理。这在测试药物疗效过程中是很有意义的，它能够防止药物和安慰剂的效果被主观影响。

但是你无法在不知情的情况下催眠他人或被他人催眠。所以，评论者或投资人可能疑惑地望着催眠治疗肠易激综合征的数据，在发现没有双盲试验后得出结论：这种治疗证据不足。"这显然是荒谬的。"霍维尔说。在一项药物试验中，有意去蒙蔽患者，目的是为了将药物的化学作用与任何心理效应分离，当测试像催眠这样的治疗时，反而没有抓住要领：患者的信念和期望在此类干预过程中是不可或缺的。

霍维尔力争评论者应当有意愿接受一些更开放的试验设计，它们对于测试一种身心疗法会是适当的，同时仍尽可能地靠向金标准 ①。例如，研究者可以实现一项单盲试验，催眠治疗与适当的对照组进行对比测试，患者每个时段的症状则由专门的研究者独立评估，而他们不会知道患者接受了哪种治疗，即对患者的治疗方式是"盲"的。

杰瑞米·豪维克是牛津循证医学中心的流行病学家和科学哲学家，他也认同执行双盲试验对于身心治疗很困难，甚至不可能，还指出这对某些传统治疗同样是问题，例如手术或物理疗法。他建议，在这种情况下，或许可以完全放弃安慰剂组，转而替代为一种已知的有效处理。"如果你有了健康问题，你期望了解的是所有选择中的最优项，"他说，"那就是患者所关心的事。"

---

① 目前临床医学界公认的一种诊断疾病最准确可靠的方法。

**自愈力的真相**
Cure

问题是，在大多数科学人员眼中和医疗圈，催眠治疗尚不流行，他们始终认为这是一些庸医的暗示骗术。支持者则抱怨说，用以催眠研究的资金几乎无法获得，比起其他的身心治疗（如冥想）还要少，并且资金提供方对于研究它帮助患者的内在机制也毫无兴趣。"健康关怀领域的大多数人没有觉得这很必要，也不重要。"催眠研究者卡伦·奥利斯这样说道。

多年以来，霍维尔一直尝试将他的催眠治疗模式推广到胃肠道紊乱之外。他说他曾接触过很多领域的专家，因为这项技术可能会帮助患者处理与多种疾病相关的疼痛和焦虑，包括湿疹、癌症。但所有人都拒绝了他，有人甚至曾对他说："我认为你所做的这些帮不到任何一位患者。"

"大众对催眠现在还有着巨大的偏见，"霍维尔总结道，"药物疗法已经成为近乎恐怖的技术。我们投身于药物、辅助检查等所有高技术事物。而像催眠这类简单而平凡的方法，却被认为没有任何用处。"他说，在推进催眠治疗的征途上，要重新思考的不只是试验设计，更重要的是如何做医疗。"治疗的标准医学模式是：采集病史，给予药物，让患者离开。如果药物不起作用，则换用另一药物。催眠治疗则是一种不同的模式，它需要医生抛开处方笺，抛开所有的事，因为医生是能否使患者变好的关键。"

霍维尔刚刚公布了另一项接受肠道催眠治疗的 1 000 名患者的统计结果。他抽出了其中的部分结果：76% 的人临床症状显著改善；59% 的人再也没有服用任何药物，41% 的人药量减少；79% 的人减少了咨询医生的次数或者完全不去。由于他很快要退休，所以没有计划更多的试验。

"我想我们可能已经开启了新的时代，"他说，"我们已经创造了许多好的、无可争议的研究。但我们必须经常与投资者争论，他们总说没有足够的证据。他们究竟想要多少证据呢？"

也许他是正确的，只是接受这种治疗还有很多障碍，因它多变的历史过于强大。但在大西洋的另一头，催眠正在被重新探索。

# 虚拟现实能帮助身体摆脱
# 疼痛和药物依赖

　　我缓慢地飘浮在白雪皑皑的冰川峡谷中，悬崖峭壁间流淌着一条蓝丝带般的河流。冰面上，一群企鹅舞动着翅膀，一旁的雪人们露出笑脸。我把雪球扔向它们，我似乎可以准确地击中它们，雪球爆炸成碎片，雪人就像一排《爱丽丝梦游仙境》中冰冻的柴郡猫一样，在空中留下笑脸。背景音乐放着保罗·西蒙（Paul Simon）的《你可以叫我艾》（*You Can Call Me Al*）。

　　我抬头仰望夜空，雪花纷纷飘落至水面上，旋转散开。我向前漂流，望着被冰雪覆盖的小桥、圆顶的冰屋。雪人们开始向我抛雪球，但我不再向他们投掷雪球，而是瞄准他们投在空中的雪球还击，看着雪球在空中碰撞，我感到很满意。

　　当我在空中继续盘旋时，我看见了长着长毛的猛犸象，它们长着弯曲巨大的象牙，站在没过膝盖的水中。我把雪球丢向其中一只猛犸象，它惊叫了一声。许多银蓝色的飞鱼跃出水面向下游飞去，在雪中留下了痕迹。

　　无数次沿着峡谷向下行进的时候，我似乎感觉到双脚有些刺痛，一种燃烧的疼痛。但在另一个与这个奇妙的峡谷无关的世界里，我无法将注意力集中在疼痛上，因为用雪球砸猛犸象更加吸引我。

## 山姆·布朗　男　青年　重度烧伤

2008 年，山姆·布朗中尉首次被派往阿富汗坎大哈执行任务。在他执行任务的最后一晚，附近的军队传来消息说他们遭到伏击。布朗带领士兵穿越沙漠去支援，但不幸的是，他的汽车遭遇了路边的炸弹。

燃烧的装甲车被炸飞，瞬间变成一堆扭曲的残骸。布朗不记得自己是如何逃生的，只记得当时自己的身体燃烧着……幸运的是，在其他士兵的帮助下，布朗身上的火焰被扑灭。但是，布朗所穿的制服袖子被烧毁，身体、脸和手上的皮肤被重度烧伤，暴露的肌肉不是血淋淋的红色就是被烧焦的黑色。

布朗被送至位于得克萨斯州圣安东尼奥市的布鲁克陆军医疗中心，他全身三度烧伤，皮肤真皮层完全损害。医生对他实施几周的镇静治疗，同时取其背部、肩部的皮肤对烧伤最重的部位进行植皮。他醒后又进行了一系列手术，包括左手食指截肢术。但是让他最难以忍受的是护士每日的清创，这种感觉就像又被烧伤了一次。

当伤口开始愈合时，他需要接受日常的理疗，这会带来更大的疼痛。布朗伤口周边的创伤组织逐渐变厚、结痂。为确信伤口愈合后他能够行动自如，医生要求他活动躯体和四肢，以撑大并撕裂形成的瘢痕组织。

美国每年有大约 70 万人被送至急诊室接受烧伤治疗，其中约 4.5 万人住院治疗。为了帮助他们康复和进行辅助物理治疗，医生给他们使用最高安全剂量的麻醉药品。鉴于可能出现瘙痒、尿潴留、意识丧失甚至死亡等，医生所给予的药量是有限的。在给予最高的安全剂量时，许多患者仍感到疼痛，而长时间使用麻醉药品有成瘾的风险。

布朗拼命试图控制自己用药的剂量，但仍承受理疗的痛苦，上级领导要求他接受治疗，但是布朗害怕自己变成一个麻醉药品瘾君子，后来医生询问他是否愿意参加前沿性研究试验。

**自愈力的真相**
Cure

止痛药在医疗行业并不短缺，我们有非处方药物，如阿司匹林、布洛芬，有强效麻醉药品，如吗啡、可待因，还有镇静剂，如氯胺酮。抗抑郁药、抗惊厥药和皮质类固醇均可用于缓解疼痛。医生可对患者的皮肤进行麻醉，也能对身体局部麻醉，或者通过催眠让患者处于无意识状态。遗憾的是，没有一种办法可以完全排除痛苦。

像布朗这样的烧伤患者，或须保持神志清醒接受手术的人，疼痛是主要问题。微创手术越来越多地取代了用于活检、诊断、介入医疗设备植入和肿瘤破坏等领域的开放性手术。布朗的案例表明，止痛药物的效力还不够，患者仍感到痛苦。

数百万人长期因患有关节炎或纤维肌痛而遭受着疼痛。在过去的几十年里，阿片类药物的用量激增，如奥施康定，它是一种与有安慰剂效应的内啡肽等效的人工制剂，仅应用于上述两种疾病。这些药物曾经仅被用于像癌症晚期这样严重的疾病，现在也常规应用于轻中度疼痛的患者。

麻烦的是，不像脑部内的天然啡肽，这些人工合成的分子会占据脑组织中的阿片类受体。这些受体逐渐产生耐药性，导致我们需要更大剂量的药物才能达到相同的药效。这意味着患者已出现药物成瘾。由于他们的受体敏感性不再像天然的内啡肽一样，停止服用药物会产生可怕的戒断症状，如焦虑和对疼痛的过度敏感。

处方数量的增加导致阿片类药物成瘾和致命的药物过量事件激增，这是"我们时代的巨大悲剧之一"。美国尤为突出：少于全球 5% 的人口，却消耗全球 80% 的阿片类药物。到 2012 年，美国每年有 1.5 万人因服药过量而死亡，多于海洛因和可卡因致死的总人数。2013 年，美国疾病控制与预防中心将药物成瘾定义为美国史上最严重的流行病。

问题来了，我们缓解病痛是不是一个错误？一些研究者声称可以采取其他方法以取代越来越大剂量的止痛药，他们纠正错误的观念，以减少药物的使用，同时缓解病痛。

我来到位于西雅图华盛顿大学港景医疗中心的疼痛实验室，受到了研究助理克里斯蒂娜·霍弗的欢迎。她要求我脱下右脚的鞋和袜子，然后将一个黑色的小盒子套在我的脚上，摩擦我的皮肤。她解释道，通过迅速加温可以让我感受到疼痛。霍弗通常会给她的志愿者进行重复电击，不过庆幸的是，今天设备无法工作，我不用被电击了。

霍弗用盒子在我的脚上摩擦了30秒，让我根据疼痛的程度从1～10分进行评分。她每次逐渐增加0.5度热度，慢慢寻找中间疼痛的水平。最后我给这种强烈的疼痛及不愉快评了6分。这是一种刺痛，有烧灼感，虽然不足以留下水疱，但也无法忽略。霍弗在实验时经常会用到这个温度。

霍弗让我佩戴上能产生高分辨率图像的虚拟现实3D眼镜和去噪耳机。突然，我发觉自己浮动在雪中，被四周闪着熠熠光辉的冰川大峡谷所震撼。霍弗向我展示了如何移动以及如何用电脑鼠标扔雪球。我从未经历过这种身临其境的感觉，尤其相较于当下的视频游戏，这个场景的图像很可爱，但又不是超级写实。周围环境的画面和声音被隔绝，当我环顾四周，如同处于卡通一样的虚拟世界中。

在霍弗三次打开热箱期间，我与雪人和企鹅在一起待了10分钟。后来她要求我对疼痛重新评分，我的疼痛评分从6分降至5分，疼痛感变得短暂，与之前的长时间疼痛不同。同时疼痛的不愉快感也很快从6分降至2分。我认为整个实验很有趣，可以达到8分，很期待下一次。

这所实验室的麻醉师山姆·沙拉尔认为这一切都与注意力有关。大脑对所注意的事物有一定限制，我们无法增加或降低，但我们可以选择关注哪一方面的事物。如果我们将关注点放在疼痛感上，这将增加我们对疼痛的体验。同样，如果我们关注一些安全、愉悦和遥远的事物，疼痛感则会模糊很多。

**自愈力的真相**
Cure

## 阿伦·罗尔斯顿　男　青年　截肢

视觉影像是一种有效的分心方式。远足者阿伦·罗尔斯顿在 2003 年被困于遥远的犹他州峡谷，5 天后他不得不用小刀将自己的前臂截肢。沙拉尔通过录像向我展示了罗尔斯顿是如何通过视觉治愈影像帮助自己渡过难关的。

在峡谷的第 5 天，罗尔斯顿被坠落的巨石压在下面，在遭受了寒冷、严重的脱水以及手部的剧痛后，他深知死亡即将降临。然后他将周围的创伤环境忘却，构思了另外一个场景。罗尔斯顿回忆道："有一个穿着红色衬衫的 3 岁小男孩，摆弄着他的卡车玩具，卡车发出'嗡嗡'的声音。"

"后来小男孩停下来，看了看他的肩膀，向我走来，我们互相注视着对方，我把小男孩抱起来，让他骑在我的肩膀上，我知道他是我未来的儿子。随后这个场景消失了，寒冷的刺激让我不禁打了个寒战，我再次回到了峡谷里。"

罗尔斯顿继续讲述他想象自己所爱的人如何帮助自己渡过截肢的痛苦。"当我切除手臂的时候，那种疼痛我从未经历过。在那 30 秒里，我所能做的就是闭上眼睛，屏住呼吸。我没有喊疼，没有掉眼泪，没有哭喊，不是因为我是一个超人，而是我坚信，当我睁开双眼的时候，可以再次看到我的家人。"

对罗尔斯顿来说，幻想他的家庭和未来的儿子可以将注意力从可怕的经历上转移开。沙拉尔说，我所经历的虚拟冰川，就是为了达到同样的效果。

这一想法来源于亨特·霍夫曼（Hunter Hoffman），他是华盛顿大学的认知心理学专家，专门从事建立虚拟世界的研究。20 世纪 80 年代，霍夫曼已经建立了"厨房世界"，它是一间拥有工作台和橱柜的虚拟厨房，你可以使用很多物品，如茶壶、烤面包机、煎锅等。此外，水槽里还有一只扭动腿的蜘蛛。霍夫曼希望通过将蜘蛛放置在安全地方的方法，帮助那些对蜘蛛有恐惧症的人们克服恐惧。

后来，霍夫曼从一个朋友那里听说了心理学家戴维·帕特森（David Patterson）

的工作内容，帕特森在西雅图华盛顿大学的港景医疗中心工作，利用催眠术来减轻烧伤患者的痛苦。朋友认为这项技术对分散注意力有所帮助。霍夫曼还提到，他已经和帕特森一起合作，并进行分散注意力的研究，探究虚拟现实（VR）是否可以帮助患者渡过一些极为痛苦的过程。他们将患者置于厨房世界，霍夫曼说："从未有人做过这项工作。"因此，他为烧伤患者设计了一系列虚拟场景。

那时，创造任何一种虚拟世界都是前沿技术。霍夫曼使用的一台由美国硅图公司生产的造价9万美元的超级电脑，并配备一项很重的头盔。这台电脑基于新型景观的军事飞行模拟器软件，可以使战斗机离开航空母舰。这需要一系列调整。他对我说："我们很担心模拟装置出现问题，许多烧伤患者因为止痛药而出现恶心、呕吐。从第一个患者的身上，我发现虚拟现实技术有可能缓解疼痛，但眩晕、恶心也是这项技术的不良反应。"于是他关闭峡谷的画面，鼓励人们更换场景或在圈内旋转。随后他创建了一个冰雪世界。

20年后，虚拟现实技术的本质没有改变，而便携式电脑和护目镜已经代替了超级电脑和头盔（头盔对于头部和脸部烧伤的患者不太适用）。霍夫曼设计了一种无线光纤护目镜，每个镜片有160万束微纤维携带信号，因此当患者祛除他们的烧伤时，可以在水箱中应用。霍夫曼解释道，保罗·西蒙曾在展会上尝试这个冰雪世界的虚拟场景，他非常喜欢，但是不喜欢虚无缥缈的背景音乐，因此霍夫曼优化了图像，更换了背景音乐。

华盛顿大学的团队对健康的志愿者和港景医疗中心的患者进行了一系列的随机对照试验（使用霍弗的热箱和电击）。他们发现，冰雪世界的场景在转移注意力上比单独播放音乐和视频游戏等方法更好。如何让人沉浸在虚拟世界里看来是必不可少的。身处的环境越真实，患者越能感觉到疼痛越来越舒缓。

霍夫曼说，在实验室里，冰雪世界同样将疼痛评分降低了35%，而音乐约占5%。当与止痛药物同时应用于患者时，可将疼痛评分在使用药物的基础上继续降低15%~40%。研究人员看到，这不仅可以影响主观疼痛的评分，同时在对大脑

**自愈力的真相**
Cure

进行扫描时，疼痛相关脑区域的活动也几乎完全消失了。

该团队仍在尝试进行提高药物疗效的研究，例如，运用小剂量迷幻药物氯胺酮可增强人们的沉浸感。美国有 15 家医院开始使用冰雪世界场景的 VR 技术，得克萨斯州的布鲁克陆军医疗中心就是其中的一家。这家医疗中心治疗了在伊拉克和阿富汗战役中遭受烧伤的数百名士兵。他们当中的大部分人被路边炸弹、汽车炸弹、自杀炸弹等简易爆炸装置所烧伤，正如霍夫曼所说："这些杀伤力很大的花式炸弹真的会炸毁悍马汽车。"

霍夫曼和他的同事们对布鲁克陆军医疗中心的 12 名士兵（包括布朗中尉）进行了一项试验。让他们在接受物理治疗的同时也沉浸在雪地世界中，其中最严重的疼痛评分相较于没有应用冰雪场景技术的患者下降近 2 分。他们用来思考疼痛的时间从 76% 下降到了 22%。他们认为普通的物理治疗"根本没有乐趣"，而认为冰雪世界场景技术"非常有趣"。

冰雪世界场景技术为 6 名深受病痛折磨的患者提供了最好的帮助，他们是最需要这种治疗的战士。例如，布朗最糟糕的疼痛评分从 10 分降到 6 分，当他在冰雪世界里时，他认为曾经的治疗方法是如此艰苦，而现在很有趣。后来他告诉记者，这让他想起在科罗拉多州的圣诞节休假期间与他的哥哥滑雪的场景，那时他还是美国西点军校的学员。

## 特雷尔　男　22 岁　重度烧伤

2014 年 4 月的一个夜晚，在西雅图南部，22 岁的特雷尔以 130 千米 / 小时的速度行驶在肯特和得梅因之间的高速公路上，车子突然失控了。车辆急速翻转，在空中转了 2 圈后向前滑行，随后起火。

特雷尔的胳膊受伤，腿和胸部严重烧伤，救护车将他送至港景医疗中心进行治疗。特雷尔告诉我："当我醒来以后，我感到前所未有的疼痛，我的脸是肿的，喉咙里插着管子，身上到处是管子。我试图拔掉这些管子，但医护人员阻止了我。"烧伤的痕迹在特雷尔的身上随处可见。随后，特雷尔逐渐冷静下来，并打电话告诉女朋友这一遭遇。他说："她根本不相信，但她到这儿以后，知道了这是真的。"

事故发生一个月后，特雷尔躺在医院的病床上，穿着绿色病号服，肩上的褶边撑着五个淡蓝色的枕头。他下巴上留了一小撮胡子，同时留起了络腮胡。在他右眼旁和额头的黝黑皮肤上，两个硬币大小的瘢痕格外明显。尽管他的左腿绑着厚厚的绷带，但棕黄色的血清还是从脚上渗了出来。

特雷尔的周围摆放了很多没有吃完的食物，如牛奶盒、咬了一口的面包、晚饭用的碟子、酸奶盒以及一些空杯子，旁边还有一束氦气球，上面有一张锡纸，写着："你很特别，祝你早日康复。"在不远的另一边的窗帘旁，站着一个身材高大、满脸怒容的男人，他不悦的脸庞显露出粉色和棕色的烫伤瘢痕，他绑着夹板的手臂伸在外面。一个医疗助理悄悄对我说，为了保护他，医院的记录抹去了他的名字，因为他在外面有许多敌人。

在过去的几个星期里，特雷尔接受了四五次手术，这些手术主要是将右腿的皮肤取下，植在他左腿的烧伤部位。他仍然使用大剂量的阿片类药物美沙酮和氢吗啡酮来缓解疼痛，随之带来的副作用是嗜睡。这时，那个不知姓名的男人大喊："我快痛死了，医生快来！"

特雷尔告诉我，他和他的母亲和女友住在西雅图的南部城市伦顿。我问伦顿这个城市怎么样，他说，那里有一些危险的人，由于他"品行不端"，因此未能念完高中。他目前处于失业状态，但他希望出院后可以在快餐连锁店获得一份洗碗的工作，他说："这些连锁店愿意雇用重罪犯和像他这样的人。"

一个带有辅助滑轮的笨重的灰色柜子、一台笔记本电脑和一套护目镜，特雷尔将耳机和手机放在枕头上，打开笔记本电脑查看文件。

自愈力的真相
Cure

虚拟场景技术可将我带到冰雪的世界，但这个场景完全不同。特雷尔沿着溪流漂动，起初看到水中的岩石，细流汇成浅浅的河流，清澈见底，水下的沙子逐渐清晰。在河对岸，草地上有一片茂密的松树林。向前望去，湛蓝的天空下，雪山清晰可见。这不是游戏，这里没有企鹅，不能扔雪球。相反，这是催眠的一个环节，眼前浮现数字 1 到 10，然后一个舒缓的男性声音让你产生一种放松和忘掉痛苦的感觉。

特雷尔从未听说过催眠。两天前，他向工作人员抱怨，尽管服用药物，但是他的疼痛评分仍为 10 分。工作人员询问他是否想尝试一种放松疗法，他说可以。后来，特雷尔说道："当接受催眠疗法时，我感觉疼痛减轻了许多，不再担心了。"今天他渴望再试一次。当程序开始运行时，特雷尔平躺着，首先被宁静的森林场景吸引，随后他闭上了眼睛，张着嘴，睡着了。

霍夫曼的同事心理学家戴维·帕特森说："当我向他讲述这个故事时，这是一个常见的问题。"帕特森在港景医疗中心从事烧伤和创伤专业长达 30 年，他一直在寻找缓解病痛的非药物方法，以便让患者不再对止痛药产生依赖。尽管冰雪世界技术在短时间内极大地帮助患者转移了对病痛的注意力，但当他们摘掉 VR 眼镜后，这种效果很快消失了。因此，帕特森也在探究催眠是否真正可以减轻疼痛，并能长期帮助患者康复。

19 世纪中期，詹姆斯·埃斯代尔是一名在印度工作的苏格兰外科医生，运用催眠来进行麻醉的想法是由他率先提出的。他曾看到数以万计的患者感染了淋巴丝虫病，一旦感染这种寄生虫，患者可出现巨大的囊肿积液，说服埃斯代尔切除这些囊肿是很困难的，因为当时没有可用的麻醉药物。因此，由于没有麻醉药，多数接受手术的患者死于休克。

同时，催眠术在欧洲非常流行，埃斯代尔逐渐掌握了催眠的麻醉作用。尽管他还从未见过任何人被催眠，但他决定尝试一下，结果很成功。他详细记录了其中一个患者的手术过程：这是一位 40 岁的店主，名叫沙阿，他有一个重达约 35 公斤的巨大阴囊，简直可以用来当书桌了。

在催眠的作用下，沙阿处于无意识状态，埃斯代尔切除了他的囊肿，他相信这个过程可以挽救这个男人的生命。他写道："如果循环受到疼痛或挣扎的刺激，或者躯体及精神的痛苦导致休克，这个人会失血而死。"这一消息逐渐传播开来，许多淋巴丝虫病患者向埃斯代尔求医，他的医院也成为"催眠工厂"。当时，他进行了数千次手术，然而死亡率极低。

今天，埃斯代尔的技术在很大程度上被遗忘了，因为我们拥有有效的麻醉剂，大多数人没有必要经受无麻醉药物的手术。而在发展中国家、战区和灾区发生过很多情况，例如，2010年海地遭遇破坏性地震，4 000人被截肢，他们中的大多数人没有采取任何方法来缓解疼痛。但是一小部分研究人员正在探究催眠是否可以减少护理伤口的药量，促进术后恢复和慢性疼痛的康复。

帕特森告诉我，在港景医疗中心的烧伤科工作了几个月后，他的生活发生了变化，对催眠也产生了兴趣。一位60岁的重度烧伤的患者正在疲于接受伤口愈合治疗。帕特森说："他的每一种药物，如吗啡、镇静剂，都已经用到最大量。他说'我无法回到健康状态，宁愿死去'。"帕特森的导师是一位名叫比尔·福代斯的疼痛心理学家，他提议帕特森对他尝试催眠疗法。

帕特森在一本书中找到介绍如何催眠的一章，并向患者讲解。这本书提到，护士为患者处理伤口时，一旦触碰其肩膀，患者就会逐渐陷入催眠状态。帕特森说："当我想看看发生什么事情的时候，病房里充斥着嘈杂的声音。他们说：'你对那个家伙做了什么？我们只是碰了碰他的肩膀，他就睡着了。'这太惊人了。"

之后，头颅扫描显示，在催眠技术的作用下，大脑中反映痛觉的区域活动会减少。一些小样本随机对照试验结果表明，如果将催眠技术融入传统治疗方法中，可以显著改善各种疾病的急慢性疼痛。

麻烦的是，帕特森遇到的大部分人不愿意接受催眠。港景医疗中心承担了该

**自愈力的真相**
Cure

区所有重大创伤和烧伤案例，从枪伤到车祸，不管患者有没有医疗保险。许多患者存在精神问题，酒精依赖或药物成瘾。像特雷尔一样，他们通常很痛苦，依赖于强效止痛药，这意味着他们很困倦，难以集中注意力，他们可能不知道催眠是什么。他们往往不能或不愿意专注于传统的催眠诱导。

传统催眠术的另一个缺点是费用昂贵，因为需要一名专业人士为你治疗。因此，帕特森期望通过应用虚拟现实技术让患者进入催眠状态，从而解决这两个问题。在预存的虚拟图像中，患者无须自己幻想场景，治疗可以随时随地进行，且也不需要催眠师现场引导。

2004 年，帕特森第一次为一位名叫格朗的 37 岁消防志愿者进行治疗。6 周前，格朗将汽油倒入烧烤槽内，没有注意到槽内仍有未熄灭的火焰，导致他被烧伤，全身 55% 的皮肤深度烧伤。从此，他遭受了 6 次令人痛苦的植皮手术，而且仍能感受到剧痛。如果不将其深度镇静，他会变得神志不清，并处于暴力恐慌中，尤其是当医务人员为他进行日常的伤口清理时。帕特森说："格朗不再风趣幽默，而我们可以通过冰雪世界帮助他。"

帕特森要求格朗观看预存的场景，这不是一个互动游戏。当他飘荡至冰川峡谷的底部时，冰屋屋顶上方出现 1~10 的数字。帕特森的声音从底部传来，建议患者放松，告诉他在随后的伤口护理过程中，他不会感到疼痛。

在试验第 1 天进行催眠前，尽管格朗服用了超高剂量的止痛药，这一剂量是港景医疗中心其他烧伤患者常规剂量的 15 倍，但格朗的疼痛评分仍然高达 100 分。第 2 天早上，他观看了一段虚拟现实催眠，随后在他的伤口护理期间，格朗的疼痛评分降至 60 分。第 3 天，经过充分的声音催眠，他的疼痛评分为 40 分。同时，他的药物剂量下降了 1/3。在试验的最后一天，格朗没有被催眠，他的疼痛评分回弹至 100 分。实际上，由于剧痛，他无法完成帕特森剩余的调查问卷。

自从完成格朗的病例研究后，帕特森给虚拟现实催眠技术又开发了悠闲的森林场景，并在治疗其他像特雷尔一样的烧伤患者中取得不错疗效。在另一项试验中，有 21 名患者，他们经受着来自骨折和枪伤的剧痛，帕特森将他们分为虚拟现实催眠组、冰雪世界游戏组和常规治疗组。虚拟现实催眠组的患者在早上通过虚拟现实技术治疗，然后在剩余时间里对疼痛进行评分。冰雪世界游戏组和常规治疗组的患者的疼痛评分在一天中呈上升趋势，而在虚拟现实催眠组中则下降了。

目前，帕特森正在对 200 名创伤患者进行更大规模的试验研究，以比较虚拟现实催眠、录音带催眠和常规护理的作用。到现在为止，他说："这是一个崭新的领域，评测结果出来了。"

有些事情你在家中便可一试。将右手放在你面前的桌上，左手在桌子下方或屏幕后面等视线外的地方，然后在桌上放一只假手（用一只橡胶手套代替即可）。让你的朋友同时轻抚可见的假手和隐藏起来的真手，几秒钟后，你会体验到一种奇怪的效果，它会让你感觉到那只橡胶手套就像是你自己的手一样。

这种现象被称为"橡胶手错觉"。即使知道假手不是自身的一部分，但你感觉它就像你自己的真手一样。一旦错觉建立，会进一步影响大脑的活动和行为。当人们看到假手或在其附近时（就像看到自己的手），如果有人用针或刀接近假手，他们会很快做出反应，本能地退缩或者试图将假手移开。

但也有物理效应。澳大利亚阿德莱德大学的神经科学家洛里默·莫斯利最近表示，对橡胶手产生幻觉时，在看不见的那只手上，血管会收缩，导致血液减少，局部温度下降。过敏反应和免疫排斥反应均可在看不见的手中体现。这就像失去的手不能再被视为身体不可或缺的一部分一样。

这一观点与前面提到的催眠研究者观点一致，即通过利用暗示和幻想可以影响血流和免疫反应。莫斯利从他的研究中得出结论：我们的大脑中拥有自己的"思维图"，它是我们身体的心灵表征。这让我们能够时时更新自身范围和空间位置，也能在控制和调节生理（包括免疫反应和血液流动）等方面发挥关键作用。在这

**自愈力的真相**
Cure

种情况下，通过简单的视觉技巧实现"思维图"的改变，产生的效果不仅在大脑中有所反应，在身体中也有所体现。

这将对我们的健康产生很大影响。莫斯利猜测，以某些自身免疫病为例，大脑对身体不同部位的无意识认知可能在其中起到作用。"思维图"与现实之间的不匹配也可能是导致慢性疼痛的原因，如果来自身体特定部位的感觉信息与大脑所期望的相反，就会通过引发疼痛来警告我们潜在的危险。

患者所感受到的截肢疼痛就是一个明显的例子，但问题可能涉及其他慢性病，比如复杂的局部疼痛综合征（CRPS）。患有局部疼痛综合征的患者经受腕骨骨折后，在骨折愈合的情况下，仍会感到剧烈的疼痛。局部疼痛综合征的患者，他们的手会变得更冷，就像橡胶手幻觉一样。

英格兰西部大学护理和疼痛科教授坎迪·麦凯布说："当大脑正在努力解读它所接受到的感官信息时，即使相对较小的创伤也可能触发'思维图'的变化。很快，你可以进入一个系统，该系统的周边都在修复，但中枢神经系统对通常不会引起疼痛的事物会过度敏感。"

例如，骨关节炎是由关节的机械损伤和炎症引起的，而关节结构的损伤程度与人们痛觉程度之间没有密切关系。麦凯布认为，疼痛的来源不是关节本身，而是大脑如何看待关节的病变。疼痛研究人员多次发现，虽然身体的信息对于疼痛很重要，但在我们对自身所处的危险程度有认知（有意识或无意识）的情况下，这些信息会不断被调整。

目前，包括麦凯布和莫斯利在内的研究人员，正在研究是否可以通过让大脑看到健康的肢体的方法，来减轻幻肢综合征、局部疼痛综合征和骨关节炎的疼痛。在橡胶手幻觉的变化里，他们将患者带到镜子或屏幕的前面，让他们看到健康的肢体而不是残疾的肢体。由港景医疗中心研发的虚拟现实催眠术和分心术创造了一种整体幻觉，即我们生活在一个安全的地方，也许镜子疗法可以通过更加精确的障眼法"说服"大脑，表明身体患病的部位是安全和良好的。

遗憾的是，尽管处方止痛药体现出公共健康存在严重问题，但通过非药物方法帮助人们缓解疼痛的研究却很少，这正如我们了解的催眠研究一样。最近，一篇综述总结道，目前还没有足够的、高质量的证据能证明镜子疗法比安慰剂更好。

斯坦福大学的精神病学家大卫·施皮格尔表示，对这方面的研究缺乏热情的原因是经济问题。他指出，祛除疼痛是一个价值亿万美元的市场，医药公司没有动力资助那些能够减少患者用药量的试验。医疗保险公司也不会支持，因为如果医疗费用下降，利润也会随之下降。他说："催眠和其他心理疗法的麻烦是，没有任何介入行业有兴趣推动这方面的发展。"

然而，这一切可能即将改变。2014 年 3 月，Facebook 以 90 亿美元收购了加州一家名叫奥克卢斯的创业公司。该公司专门从事 VR 游戏，并研发出一种名为头戴式显示器的耳机，其尺寸和形状与便携式水下呼吸器的外表相似。霍夫曼和帕特森曾花费数万美元购买 VR 设备，而奥克卢斯的每个耳机售价才 350 美元。这将有助于将 VR 技术在普通消费者中推广，人们通过平板电脑和智能手机佩戴无线面具。当为一位烧伤患者进行物理治疗时，霍夫曼已经尝试在头戴式显示器耳机上运行冰雪世界场景，并评价说："它使用起来真的很好。"

无论是转移注意力的游戏，还是催眠术，抑或是镜像幻觉，这样的发展意味着人们很快能够在家里使用 VR 技术来缓解疼痛。霍夫曼预测，随着视频游戏公司对新耳机投入资源开发软件，虚拟世界会变得更真实复杂，更好的游戏也可以成为更好的缓解疼痛疗法。这让我想知道：我们是否可能很快看到，解除痛苦的试验将由游戏公司而不是医药公司赞助？

霍夫曼还设想了一座图书馆，它拥有所有现成的虚拟世界，患者们可以根据兴趣选择场景，以缓解疼痛。除了缓解疼痛之外，霍夫曼对于用虚拟世界来治疗心理障碍也很感兴趣，并设计了"世贸中心世界""恐怖分子巴士轰炸世界""伊

**自愈力的真相**
Cure

拉克世界",让创伤后应激障碍患者直面他们的恐惧。

或许 VR 技术可以变得足够强大,可以改变医学界对它的态度。霍夫曼说:"VR 技术转移患者的注意力是有价值的。但我认为,对于改变治疗疼痛的传统模式转变也有巨大潜力。结果如此明显,VR 技术使得医学界开始探索使用非药物止痛。谁知道未来它会带领我们去哪里呢?"

在我们第一次昏昏沉沉会面的两天后,我回去看望特雷尔,我惊讶地发现他变得机灵、爱笑了。他将鞋子穿在了绑绷带的脚上,并开玩笑说:"我把它称为'万能鞋'。"自从出事以来,他也是第一次独立洗澡,甚至去了健身房。以前医生曾表示特雷尔需要在医院再待两个星期,但现在答应他 3 天后可以回家了。

他认为虚拟现实有帮助吗?自从尝试以来,他的伤口仍然疼痛。特雷尔说:"但我感觉有点不一样,更放松了。"这一说法被一名护士证实,她告诉我,特雷尔在第一次催眠之后经历了"性格改变",从郁郁寡欢变得有礼貌、友善了。

当我问他对催眠哪方面的印象最深时,他说是树。

他说道:"没有比森林更好的地方,如果你生气,可以去森林,把所有的东西发泄出来。"

我问他:"所有的不愉快?"

他回答道:"是的。"

# 情绪干预有时比医学技术更有效

我至今依然记得手术室明亮的无影灯，汤姆·琼斯（Tom Jones）的歌声，还有一个高大的蓝色电子显示屏悬在胸口上方，还看到丈夫的脸，我告诉他此刻我脑海中显现的第一个东西是冰激凌，希望借此转移注意力。忽然，从腹部传来奇怪的感觉，接着一个小小的女婴，被高高地举过屏幕显示器……

那是 2009 年的 8 月，我怀孕了，拖着笨重的身体。虽然是第一次怀孕，但我从不担心即将面临的分娩过程。我在整个孕期都很健康，并且积极参加孕妇培训。我就诊的医院有助产士指导中心，里面有分娩球和分娩池。我非常兴奋地认为在感受到第一次宫缩后，通过一些简单的放松措施和深呼吸，我就可以顺利地分娩。

但事与愿违。早些时日，我并未感觉到宫缩，仅能感觉到阴道里有一种灼热的痛感，这种感觉让我寝食难安。来到医院后，我觉得越来越难受。护士帮我测量血压后发现我的血压偏高，因此我不能入住分娩中心，而是到了产科病房，这让我觉得异常害怕。

接着，助产士帮我人工破膜，并连上胎心监护仪，用缩宫素促进子宫收缩。此刻，我再次感受到之前的那种灼热感，我极度不适。宫口逐渐开到十指时，我的阴道口也已经开全，但问题出现了。害怕、疼痛吞噬了我，我开始感到无比恐惧。

助产士看起来似乎也有点失望。她认为我现在还处于分娩的早期阶段，本应该没有问题。可我已经达到忍耐的极限，想抗议。要知道，我曾爬高山，同鲨鱼共游；我拥有柔道黑带，对疼痛并不是没有忍耐力，但当意志力被白噪音一点一点消解殆尽时，我连说话的力气都没有了。似乎一切看起来都那么正常，我不断地宫缩阵痛，而助产士仍正常交接。听到她们的言语声让我感到更加孤独，或许她们不能够理解我正在经历着什么，抑或我在生孩子这件事情上就是一个彻头彻尾的失败者。

过了很久，我才知道我的宝宝处于很难分娩的胎位——面部朝前而不是枕部（后脑勺）朝前。这意味着宝宝不能够顺利进入产道，她的头被卡住了。有时，过一段时间胎儿就会改变胎位。但当助产士对我进行人工破膜，并用了缩宫素后，羊水的流出加快了产程，而且不断的宫缩迫使胎儿向下推动，带来的后果是胎儿的头卡在了产道的出口位置。

这时，我要求无痛分娩，我以为疼痛可以就此奇迹般地消失。然而，随着注射麻醉剂后，我的宫缩程度减缓了。在接下来的一天一夜，我被电线、输液管、监测仪包围着。第一个接待我的助产士走了，接着是不断的轮流接班。她们核对图表，调整液体滴速，进行各项检查来密切观察我的产程进度，并且抽取宝宝头皮血液来监测宝宝的各项生理指标是否正常。最终，一位医生通知我，我的宝宝确实被卡住了，我需要尽快进行剖宫产。

术后，我感到剧烈的恶心，并一直在颤抖。我想第一时间抱起宝宝，但是没有人同意我那样做。不一会儿我的宝宝开始挣扎着想吮吸母乳，她感到饥饿，于是开始她人生中的第一次哭泣。同时，我被一拨一拨的助产士和健康随访员轮番做教育疏导。

在床头微弱灯光的照耀下，其中一名健康随访员让我花费整整几个小时，只为吸出几滴珍贵的初乳，她小心翼翼地将初乳吸进微型注射器中。接下来的一位健康随访员抱起我的宝宝，训斥我居然将小宝宝一个人留在婴儿床上。另外一位健康随访员不断尝试将我的乳头放进宝宝的嘴里，就像她是一只嗷嗷待哺的小鸡

**自愈力的真相**
Cure

一样。由于长时间不睡觉，我近乎崩溃，我想知道一个人能坚持多长时间不睡觉。

4 天后，医生允许我回家，但我却依然感到恐慌。我非常感激自己生了一个健康的孩子，但是我想问："有没有更好的方式来经历整个分娩过程？"

## 最好是"一对一"护理

这是一个典型的分娩过程。得益于现代医学的治疗护理，分娩过程极为安全。在英国，大约仅有 0.7% 的婴儿会不幸死产或夭折，孕妇死于生产过程的比例更小。同时，在分娩过程中，医生准备好治疗方案能够随时缓解痛苦。尽管如此，孕妇体力不支仍是最重要的问题。一项研究显示，近半数的女性在分娩后两天接受采访时会反映，分娩时的痛苦是最糟糕、最难以想象的经历，其中有 91% 的女性会选择使用镇痛药物来缓解疼痛。

许多女性在生完孩子后会产生一种难以言说的、复杂的情感。大约 1/3 的女性分娩后会产生心理创伤，尤其是在顺产风险较大不得不选择器械助娩或剖宫产时。其中 2% ~ 6% 的女性会有创伤后应激障碍。

在英国和美国等发达国家，超过半数的分娩是"协助生产"，即分娩过程会使用器械或转为剖宫产。带来的后果是，它为孩子和产妇埋下了健康隐患。尤其是在危急情况下，不得已而选择的剖宫产手术，其潜在的并发症包括膀胱损伤或感染，以及危及生命的出血和血栓形成。

经历剖宫产的女性若再次怀孕，依然要承受并发症，包括剖宫产后切口瘢痕的撕裂以及胎盘问题。她们不太能够去哺乳，而母乳喂养可保护孩子免于感染；另外，她们患抑郁症或者创伤后应激障碍的可能性更大，而这些问题会再次影响她们照顾自己的宝宝。尽管我们有现代化的先进的医疗技术，但诸如上述问题，我们真的已经尽力解决了吗？

艾伦·霍德奈特（Ellen Hodnett）是一位在加拿大多伦多大学从事围产期护理研究的教授，她认为我们应该采取不同的措施解决上述问题。在分娩过程中，我们可以采用一些手段来缓解疼痛、压力，以及降低并发症的风险。这些措施并不是指药物、检查或手术，亦不是分娩体位或选择具有最先进技术的医院来保驾护航，而是在整个分娩过程中，从始至终为孕妇安排同一个护理人员，这或许能够解决某些问题。

2012 年，霍德奈特研究了 22 项随机对照试验，试验对象包括来自 16 个国家的 1.5 万名女性。研究发现，在整个分娩过程中，相较于其他非护理模式试验，采用一对一的持续护理模式会减少剖宫产和器械分娩的发生率，也会减少镇痛药物的使用率。她们的分娩过程时间会更短，她们的宝宝出生后会处于更好的状态。她说，作为生产过程中的一个干预手段，一对一的持续护理会有效降低剖宫产的发生率。

只要方法得当，剖宫产通常很安全，而且可以挽救生命。但它毕竟是一种手术，选择它需要充分的理由。2010 年，世界卫生组织警告，尽管剖宫产发生危险是低概率事件，但依旧有相当高比例的剖宫产是非必须的。来自多个国家的研究显示，较为合适的剖宫产比例是 5%～10%，低于 1% 或高于 15%，不管对于妈妈还是宝宝都是不利的。在英国，剖宫产的概率是 26%，而在美国，剖宫产的概率达到 33%。

为什么需要同一位护理人员，而不是来自不同助产士的断断续续的护理呢？不同的护理模式真的会影响一名女性最终是否会采取手术？霍德奈特认为，其中的原因可能是，产妇可以从同一个人持续的护理中获得更多的支持。如果情感上的支持来自同一个值得信赖的人，那么可以降低女性的恐惧、压力，并能帮助她们控制自身的情绪。同时，还可以降低她们在分娩过程中所承受的痛苦。这就意味着她们所需的镇痛药物可以减量，因此也就可以降低分娩过程中的并发症，最终减少分娩过程中可能需要的干预措施。缓解焦虑也可直接加快分娩进程。当我们感到紧张和害怕时，身体内的激素会进入血液，尤其会影响分娩的早期进程，

**自愈力的真相**
Cure

主要是减缓宫缩的强度和频率。

在发展中国家，持续护理所产生的益处表现得更为明显，尤其是分娩教育程度较低的地区，她们经常在医疗设备落后的医院分娩，有时还缺少配偶或家庭成员的支持。但在美国和加拿大，另外一项包括 7 000 名女性参加的研究显示，持续的护理模式并不能够降低分娩过程中所需的额外干预措施。或许这里的医疗水平已经足够先进，故而她们不需要额外的支持和帮助。

然而，霍德奈特认为事情并非如此。她指出，这些国家采取的先进干预措施并不能取代持续护理所带来的影响。她认为每一件事情都按照时间进行严格控制，孩子出生的每一步都被设定好了时间，或许这本身存在问题，虽然并没有明确的证据。如果事情并未按照预定方案严格执行，例如分娩未按时间启动，分娩进程过慢，或由于产程过长以至于孕妇没有足够的力气将孩子产出，那么接下来就需要药物、手术剪刀、镊子或手术来干预了。

我们处于这样一种大环境中：2/3 的女性在分娩过程中需要给予缩宫素，胎心监护仪持续监测着她们，因此她们被限制在床上。她们被给予有效的药物，至少有 2/3 的女性在分娩过程中要求应用硬膜外麻醉。霍德奈特认为，在这种环境中，大多数女性不可避免地会存在高比例的药物和手术使用，她们是否需要一位护理人员持续给予她们各方面的支持，现在仍不清楚。

如果孕妇分娩时并不是在拥有高级医疗设备支持的环境中，例如在家里时，会发生什么事情呢？在英国，有 3% 的女性选择在家里分娩，在美国这个比例仅为 1%。当孕妇选择在家里分娩时，同一名助产士通常会持续陪护在孕妇身旁，因此大多数的药物和医疗措施并不会被用到。

在家或者在医院随机对照试验设计很难完成，因其不具备可操作性，或者说强迫孕妇限定在某个地点分娩并不道德。但是在 2011 年，一项包含有大样本的试验，随访了 6.5 万名评估疾病风险较低的女性。这项研究的试验组是选择在医院分娩生产的女性，对照组是选择在家里生产的女性（不管她们是否在家里生的宝宝或者最终由于各种原因需要转移至医院来缓解疼痛或采取医疗措施）。结果显示，选择在家里生产的女性在用药加快产程或缓解疼痛的需求方面明显减少，切口或撕裂的发生率亦能减少，剖宫产或者器械使用也有减少倾向。并且，她们的宝宝出生后的状态更好，她们更易亲喂哺乳。

同样的情况还有来自有关英国助产士的试验研究。这些助产士有一个特点，他们的工作均独立于国家医疗服务系统制度外。除非有充分理由，否则他们力求避免使用医疗器械干预，并且他们的接生地点均选择在家里。同一名助产士会跟踪护理一位女性的整个孕期、分娩及产后过程。2009 年，一项包含 9 000 名女性的研究显示，这些独立工作的助产士帮助接生的女性需要器械协助的概率是 78%，明显高于传统的护理模式的概率（54%）。他们接生的宝宝大约一半出生时可能体重过低，可能需要特别护理，并且母乳喂养的概率更高。

也许其中一部分优势并不令人意外，但是在传统情况下，医院在分娩出现问题时，为了挽救婴儿的生命，采取的额外干预措施真的有必要吗？事实证明，在很多情况下，答案是否定的。以往，生育风险低的孕妇选择在家里分娩通常也是安全的，其新生儿伤亡率与选择在医院中相当。2012 年，一位研究员完成了一项循证研究（也是他的黄金标准分析），他分析对比了在家和在医院生产过程中产生的并发症，发现由于缺乏耐心和需要严格按照医学规范步骤操作，在医院发生并发症的概率明显高于在家里分娩。2014 年，英国国家医疗服务系统公布了新的指南，鼓励妇女选择在助产士引导中心或者在家分娩，而不是去产科病房。

上述结果显示，当我们更多地关注女性的情绪状态，而不过度依赖于医学技术时，她和宝宝的心理和生理状态才能更趋于良好。


10 月最后一个晚上，我即将开始第二次分娩，爱人和我呼叫了助产士，但我们没有去医院，而是回到家里的分娩池里。

雅基·汤姆金斯第一个到达，她很专业，很快让我镇静了下来。阵痛来得比我

**自愈力的真相**
Cure

预期更快，每次宫缩都让我非常烦闷，一波一波地增强。回想第一次分娩时我如何自信地认为我会很容易分娩，这一次我知道事情有多难，并且可能会出现哪些问题。我对雅基说："我觉得我做不到。"

"你当然可以做到。"得到的是一个非常确定的回答。就像一位母亲会在她的孩子上学第一天始终陪伴，我相信雅基会一直陪着我。对比之下，我第一次分娩时，周围是不断轮班上岗的助产士，但是却令我很孤独无助。而这次，雅基的话令我感到很温暖和坚定。虽然同样是疼痛，但我并不像以前那样觉得恐惧和极度烦躁了。最后我适应了这种节奏：感受、放松、闭上双眼、深呼吸。我更多地觉得自己在静止的水中感受波浪轻拍身体，而不是像以前一样觉得是在波涛汹涌的大海中挣扎。

大概过了 6 小时，我听到一个声音，像从喉部发出的低沉声音，后来我发觉似乎是从我的身体里发出。"怎么回事？"我问雅基。雅基笑了，说"你很快就会把孩子生出来了。"这时候，我感受到一种不一样的疼痛，就像身体被撕扯一样。但是已经来不及再思考了。幸亏最后一个分娩步骤通常时间很短；分娩过程本该几分钟就可以结束。这时，我的第二位助产士艾克·埃凯尔来了，她为下一个重要时刻准备着。那天她穿着一件亮色的裙子，她是一位看起来很温暖的德国女人，就像暖暖的格雷伯爵茶。她也听见了那个声音，轻松地安慰我说："时间不会太长的。"然后，她惬意地坐在了沙发上。

她的到来同样也让我感到舒服，如同雅基一样。但有点不幸的是，我的宝宝被发现处于一个有点棘手的位置，他的肘部卡住了他的头部，他在产道内刮擦着前进，所以进展非常缓慢。两小时以后，阳光透过百叶窗射进来，忙着上班的人踩着秋天的落叶穿行在伦敦的街道上。宝宝还是没有顺利分娩出来。我已经身心俱疲，并且再次感到疼痛。

我再次努力，比通常指导建议的时间更长。但这时候助产士呼叫救护车送我去医院，准备通过剖宫产取出孩子，会用到冰冷的手术刀、手术剪，就像第一次一样，再一次剖宫产。虽然能保证及时进行剖宫产，但是紧急手术仍存在风险，包括新生儿哺乳困难。住院时间长，尤其需要较长时间来恢复，我要离开我的大女儿很长时间，可是她刚刚 3 岁，这时候正是她成长的敏感期。

雅基和艾克继续监测宝宝的各项指标是否正常，这个过程我都能看到，并不需要打断她们。她们说："你做得非常好，宝宝会自己选择他来到你身边的时间。"这时，一些事情变了，紧急的剖宫产转为一次零并发症的生产过程。它开始于我家卧室的地板上，就像成千上万名女性证明的那样，我的经历再次证实：分娩时，拥有一位可以信任的人陪伴身边是一个多么重要的需求。

几分钟后，我的宝宝滑进水里。雅基从水里抱出他，在淡淡的灯光下放进我的臂弯。我看看他，虽眼睛暗暗的、肿肿的，但是在我看来近乎完美。我坐到沙发上抱着他，他正贪婪而满足地吮吸着奶，而我面前的马克杯里盛着一杯茶。这时候我的女儿睡醒了，走下楼梯，对我说："妈妈，早上好。"一切都是那么美好。

## 在家或在医院，
## 情感支持不可或缺

当然，家庭式分娩并不适合所有的女性，也有很多女性并不希望在家中分娩。或许首次分娩的孕妇选择在家里分娩安全性不够。与在家里分娩相比，选择在医院分娩通常发生死产或严重伤害的风险要小很多。与同样需要面临高风险的孕妇一样，例如臀先露或者是双胞胎，选择在医院可能更安全。目前，还没有研究结果证实上述推断，因为如上所述的高风险孕妇不会选择在家中临产。

然而，两次不同的分娩经验让我觉得，选择在哪里分娩对孕妇情感上的支持非常重要。一个我们熟识且信赖的人传递的情感支持，明显不同于陌生人的情感反应，这两种不同的反应不仅表现在心理层面，在生理层面亦有明显不同。但目前的医疗体制通常只给女性两种分娩模式选择：医院或家里。她们可以在家里享

**自愈力的真相**
Cure

受全套护理，但却不能享受能够挽救生命的医学应急预案；在医院得到的是易被打扰、没有人情味的护理。

霍德奈特认为，我们应当吸取两种模式的优势来护理孕妇：在医院时，孕妇需要缓解疼痛或者医学技术支持时，及时为她们提供，同时助产士为女性在整个分娩过程中提供精神支持。虽然这是英国助产士引导分娩中心所提倡的观点，但她们也不能保证持续的护理，并且，她们涉及的范围只能涵盖低风险孕妇，大约占生育女性的45%。那么其他的女性呢？所有的女性，包括现在正在产科住院的待产孕妇，她们不也希望从有更多的人情味，少一些有创的护理模式中获益吗？

"在北美，通常我们很难为分娩提供持续稳定的一对一的针对性支持。"霍德奈特说。她认为，其原因并不在于需要更高的改革成本。一项覆盖北美13所医院，包含7 000名女性的研究显示，为孕妇提供持续的护理仅需改变护士或者助产士的雇用模式，而不需要增加雇用人员。而且降低干预措施的应用频率最终会降低成本，而不是提高成本。在美国，医院里剖宫产的生育护理（包括怀孕、分娩和新生儿护理）平均花费大约是5万美元，相比之下，自然顺产的花费要少很多，大约是3万美元。

有研究显示，孕妇应在分娩过程中应用新型昂贵的药物。霍德奈特说："每个人都可能需要，但可能在明天，而不是今天。"现有的医疗护理模式推荐应用新药很容易实现。孕妇分娩护理本不应该像现在这样花费昂贵，目前的情况需要改进，但是更大范围的改变非常复杂，这涉及多家医院的多个部门。霍德奈特认为，没有人有兴趣来处理这个棘手的问题。"这个问题的解决需要医生、护士、助产士和医院的管理人员，从态度和行为上发生根本性的转变。遗憾的是，这一转变并不容易。"

因此，选择在医院分娩的女性将继续获得每一项医疗干预措施，有些是她们需要的，更多的是她们不需要的。

## 丹尼尔　男　儿童　脑瘤

"蜘蛛侠！" 8 岁的丹尼尔兴奋地喊道，随后展示给我一个氧气面罩，他在上面粘上贴画。小蜘蛛侠在他的嘴唇边缘舞动。他穿着医院的病号服，上面装饰着星星和心形图案，躺在床边，摆动他的腿。

丹尼尔是一个可爱的西班牙男孩，有一头乌黑的短发。不幸的是，他得了脑瘤。医生密切随访他的脑瘤是否会继续生长。他现在正在位于曼哈顿波士顿医学中心接受磁共振检查的常规扫描。"蜘蛛侠！" 他又大喊道，随后皱起鼻子，咧开嘴笑了。

就像港景医疗中心一样，波士顿医疗中心提供人口普查数据。这里的患者多为贫穷和并不富裕的人。他们中很多人没有医疗保险，并且不会讲英语。一个阴冷的早晨，我 8 点到达这家医院，它看起来很现代、令人印象深刻，但让我的心情有点失落。楼的外面，一位身材魁梧的男孩戴着洋基队的帽子，在索要小费之前，他宣称 "我会送你回家的"。

在一个看似巨穴的入口大厅，一位年轻人穿着黑色的毛衣，兜里装着智能手机。穿过门靠左边是放射科检查候诊室。在这里，一些看起来比较疲倦的候诊患者正在看电视，电视上正在讨论金·卡戴珊的婚纱。继续往前走，我的心情有所好转。我走进了一处很小但看起来令人愉悦的区域，它由孩子的画和动物图片装饰起来。墙面上有很多动物剪纸，旁边柜子里放满了玩具。一位名叫帕米拉·库奇的护士，穿着粉粉的花色鞋子，正微笑着协助患者。

库奇的工作是协助年轻患者顺利完成磁共振检查，包括帮助患者躺在狭窄的扫描通道内，保持 1 小时不动，这个过程对于成年人来说甚至有些令人生畏。"我们的工作不能依赖镇静药物。" 库奇介绍道。年龄小的孩子，尤其是焦虑的孩子，她会把他们安置得高一点。但让他们走进房间和完成扫描非常困难，非常有挑战性。

例如，像丹尼尔这样的孩子。他发育迟缓，他的妈妈不会说英语，并且在医院她变得焦虑，一直抓着她的儿子。他之前的磁共振检查过程简直是一场灾难，

**自愈力的真相**
Cure

输液穿刺的针穿破他的血管导致液体外渗。而且，当丹尼尔一看到库奇，他就开始大哭。

但是现在情况有点不同。丹尼尔到的时候，看起来安安静静，眼睛睁得很大。库奇递给丹尼尔玩具汽车，这是他最喜欢的玩具，接着又给他戴上氧气罩。"这是你的警察面罩，"她兴奋地对他说，"尊敬的丹尼尔先生，你喜欢泡泡枪还是草莓？"丹尼尔终于笑了，说："我要泡泡枪！"库奇将丹尼尔的面罩调到合适的流量，这时泡泡枪的气味充满了整个空间。丹尼尔拿着他全新的闻起来香香的面罩，轻轻地吸吸鼻子。直到再次粘上贴纸画，他才开始兴奋地跳起来。

接下来需要进入扫描检查室了。入口处本不应该吓人，但是门上、墙上、地板上贴满了警示标语。"停止！"这是一个红色的警示牌。"危险！"一个黄黑相间的警示牌。"小心，有磁场！"通过入口，进入一个非常大的房间，里面有很多仪器、显示器、电线、按钮和闪烁的灯光，还有聚光灯、剪刀、气体罐、输液泵和手套盒。房子的中间是一台像甜甜圈形状的管道，"嗡嗡"叫着，那就是扫描仪。

磁共振检查设备会产生强于地球磁场上万倍的磁力，这就意味着任何金属物件被禁止带进房间，例如笔、手表、夹子和耳环，否则将会以非常快的速度被吸到扫描仪上。另一个令人印象深刻的是，一个窄窄的可以滑动的平板推送患者。

库奇已经送丹尼尔进入房间，现在她必须推送他进入扫描仪里面了。

库奇带着丹尼尔穿过有危险警示牌的门口，走进有扫描仪器的房间。她带着丹尼尔走到米黄色的扫描通道旁边，说道"这是最大的房间，里面有最大的照相机"。

库奇鼓励丹尼尔拍拍通道的一边，然后指着台面说："过来，坐在上面。"丹尼尔踮起脚尖，库奇继续说："这是你的飞行面具。所有的太空船都需要飞行面具，在你的肚子上粘一些贴纸怎么样？1、2、3、4。"丹尼尔安静地坐着，库奇顺利地在丹尼尔的胸部贴了电极片，来监测他的心脏情况，胳膊绑上袖带来监测他的血压。

麻醉师拿出一些玻璃管子，与丹尼尔的面罩相连。"飞行员在天空飞时需要氧气哦，"他说，"你在太空工作时需要氧气。"丹尼尔举起面罩，吸气。然后他哭了起来，库奇紧紧地抱着他。"想想蜘蛛侠探险。"她轻声说，两秒钟后，丹尼尔睡着了，他做得非常好。

库奇说，下次他可以尝试不用镇静剂来完成扫描。简单的改变，例如避免说令人恐惧的话、让他选择一种气味、用贴画装饰面具或鼓励他想象自己正在进行一场太空飞船旅行，这些改变可以让一个尖叫、反抗、不配合，必须予以镇静药物才能完成检查的孩子，转变成一个期待检查的孩子，他会积极配合，不再需要任何药物。

库奇让丹尼尔躺下，为他盖上毯子，然后推送他进入扫描仪内。周围发出"嘟嘟"的声音，丹尼尔的心电图波形显示在监护显示屏上。走过下一道门，来到控制室，头部磁共振检查扫描出来的图像显示在电脑上，白色图像凸显在黑色的底色中。

# "会说话"
# 是医务人员的基本技能

你现在可能不会成为一名烧伤或受外伤的患者，或者生孩子，但可能需要面对这些令人压抑和痛苦的医学检查。每年数百万患者不仅需要承受无创扫描检查，还需要在清醒状态下面对侵入性有创检查，例如病理活检、微创手术。不像开放手术需要在皮肤上划开一个大的切口，微创手术是通过一个小小的视野，在微型摄像机指引下完成。

微创手术的患者伤口愈合速度明显快于开放性手术的患者，并且当天可以出院回家。接受微创手术的患者一般不需要全身麻醉，只需要局部麻醉。尽管有这么多益处，但是在清醒状态下接受手术也令人恐惧。另一个不利影响是，麻醉师虽然将麻醉药控制在安全范围内，但是患者经常反映剂量不能完全控制他们的焦虑和痛感。

自愈力的真相
Cure

埃尔维拉·朗是一位给患者做影像介入检查的医生。她说："我给清醒的患者做手术，需要面临的问题是让患者安静地躺在操作台上，并且指挥他摆体位以方便操作，在这个过程中不能伤害患者的尊严。"不像简单地分装药物，她不确定自己能否调动患者的主观能动性。因此，她逐渐养成一种交流技巧，包括积极建议和可视的影像交流，她希望能够帮助患者放松，缓解他们的疼痛。她称之为"舒适交谈"。

所以，当朗有机会在哈佛医学院附属医院工作时，她开始了一项随机对照试验来验证她的理论方法。这项试验包含700多名患者，他们正在接受某项侵入性检查，例如乳腺病理检查或者肾肿瘤切除。在这项试验中，试验组的患者在接受干预的同时有标准的护理治疗，对照组的患者只接受单纯的标准治疗。

朗的研究结果显示，接受舒适交谈的患者在疼痛感知程度和焦虑方面远低于标准组。241名接受肾脏和血管临床操作检查的患者，其疼痛评分超过了2.5分（10分满分），空白对照组是7.5分，他们的焦虑感不是平缓上升，而是直接降为0。

上述发现并不是所有结果。朗发现，与分娩相关的研究试验显示，预先考虑到患者的心理状态与其生理获益具有相关性。接受舒适谈话的患者所需的镇静剂量水平更低，并发症发生率也更低。例如，在一项肾脏和血管的手术研究中，接受干预的患者需求的药物剂量仅仅是对照组的一半。试验组患者完成操作时间平均比对照组快17分钟，每名患者可节约338美元。

但是20年的研究工作之后，这类试验研究遭到医药公司抵制，朗的观点在其他医院也得不到支持。所以她决定自己来宣传这套理论，申请成立自己的公司，使用自己的理论方法培训医学团队。她仍在继续临床研究工作，只是将工作重心转移到经济成本上，因为这才是医院管理者的关注点。

她想转变的模式就是MRI扫描，例如像丹尼尔这样的患者。有时候患者因为过于紧张坚持不了一小时不动，或者无法坚持到检查完成，检查不得不终止，其原因可能众所周知——幽闭恐惧症。

凯利·伯杰龙是波士顿医学中心的磁共振设备管理专家，她认为，降低幽闭恐惧症的发生率需要长期努力。在波士顿医学中心，有些患者在磁共振检查中更易产生恐惧心理，他们多数教育程度较低，对医学不甚理解。"他们不能够真正理解在他们身上发生着什么，所以他们做这项检查会觉得恐惧。"

伯杰龙认为，如果患者第一次不能顺利完成扫描，下一次需扫描时则需镇静剂的帮助。但是有些患者甚至会产生另一种焦虑，即这些镇静药会不会对他们不起作用。"他们抵触医学。他们想着自己可能撞到墙上并反弹回来；这些想法不断困扰着他们。"所以他们不得不进行第三次检查，也许这次需要全身麻醉了，伴随而来的就是健康风险、恢复时间和成本了。

朗评估，在美国，浪费的扫描成本每年在 4.25 亿～14 亿美元之间。如果舒适谈话能够帮助患者顺利完成病理检查和微创手术，它是不是也可以帮助患者完成磁共振检查呢？

"一会儿要扎针了……一分钟以后会再扎针……你会有一点烧灼感。"

> 传统医疗护理中会警告患者他们即将可能感觉到疼痛或者不适感。但实际上，在医学操作过程中，例如扫描或者手术，我们尤其可能倾向于传递负面情绪，告诉患者检查或手术可能会增加疼痛程度。

朗认为："只要你一触碰到检查设备或者牙科手术台，你就会被镇静催眠，会变得易被指引操作。"

为了证明自己的观点，朗与哈佛大学安慰剂研究员特德·卡普丘克一起研究了 159 名患者做手术时的影像资料，每隔 15 分钟做疼痛和焦虑评分。在这份影像中，医务人员经常给出一份手术疼痛不断升级的警示语，通常用图表列出。当患者在得到可能产生疼痛的操作提示时，例如静脉注射或皮肤穿刺，甚至仅使用消

自愈力的真相
Cure

极点的形容词，例如"不多""一点点"，患者的疼痛和焦虑评分就会直线上升。

朗的舒适谈话理论中一个关键部分就是，减少消极或者令人害怕的用语。朗认为，不用一直告诉患者他们即将进行的操作有多痛，取而代之的是，在操作前或者术前谈话中，预先告诉患者可能产生的疼痛。"毕竟操作结束时，你不必再说操作会引起疼痛或烧灼感了。"

朗最近采用舒适谈话训练伯杰龙的团队。尽管伯杰龙认为她的团队在与患者的沟通中已经非常谨慎，但她希望朗再次帮助她们重新规范在扫描过程中与患者的沟通方式。在培训之前，她的团队成员按常规告诉患者在检查过程中可能出现的不适感，例如，当他们注射对比剂时（使某些需检查的特定组织在扫描中更清楚）。"现在，谈话过程中不再提到针或者说可能引起疼痛，"伯杰龙说，"我们把这些用语都去除了，而是说'我要给你用对比剂了'。"现在不再将患者固定在扫描器内，同时也有特设的疼痛按钮，工作人员会让患者更舒服。

朗的另外一个理论组成包括鼓励患者去看积极意义的可视图像。磁共振检查另外一个令人生畏的地方在于，在检查过程中，头部要固定在"头部螺线圈"内，一个玻璃面罩固定在你脸的上面。伯杰龙和她的同事们会告诉孩子们，他们即将要登上火箭飞船，或者告诉他们头部螺线圈是一个足球面罩。对于成年人，他们可能会暗示，即将会躺在按摩椅上，甚至会提供一杯橘汁或者薰衣草香薰来增加这次温泉之旅的气氛。

如果患者非常紧张的话，工作人员会为他们诵读《圣经》。下面展现的是一个放松练习，与催眠术类似，患者被指引着向上翻动眼睛、深呼吸或者集中注意力想象坐在一艘游船上，在患者面前放映着令人愉悦的视频。伯杰龙说，在第一次实行时会有些令人沮丧，但是很快就看到效果了。她说："你可以为患者阅读文章，并且会起作用，如果他们正在认真倾听，将会使他们平静下来。这听起来很疯狂，但是的确很实用。"

在一项包括 1.4 万名磁共振检查工作人员的研究中，朗证实，训练磁共振检查工作人员使用舒适谈话将会降低幽闭恐惧症的发生率，程度可达 40%，而每减少一次扫描，可为医院节约成本 750～5 000 美元。她的此项研究结果与另外一项包括 9 万名工作人员的研究结果相似，这项结果由波士顿医学中心参与，但尚未公开发表。

尽管朗提供了积极的研究结果，但伯杰龙预测，若要使临床制度能够接受舒适谈话，等待我们的是一项艰难的任务。"为西方健康体系带入一种工具或者心态非常困难，因为西方健康体系常常被检测或结果驱使。"朗说，不管怎样，自从她的团队开始使用这一理论，患者更愿意接受他们的检查了。少了干预措施，扫描进行得更快，很少有患者再需要镇静药物了。

"我没有再见到尖叫着拒绝检查的孩子，而我无法想象如果孩子这样的话，检查将会持续多久，"伯杰龙说，"这是最大的收获。"

在曼彻斯特综合医院里，薇琪·杰克逊治疗的多是疾病终末期的患者。作为一个姑息治疗专业人员，薇琪的工作不是为患者开处方或者制订治疗方案，而是谈话。她要面临多种问题，患者即将面临死亡时通常不会问，诸如，需要花费多少钱才能诊断他们的病；如何降低并发症，延长他们的生存期；他们希望在哪里或者以怎样的方式去世。薇琪的主要目标是，在患者住院期间不断看到其他患者去世时，怎样来提高他们的生活质量。她发现，2010 年一项已经公开发布的试验显示，这些研究成果远远可以超越她的目标。

这项研究是由肿瘤学家珍妮弗·泰梅尔（Jennifer Temel）主持，她随访了 150 名已经确诊为终末期肺癌的患者。一旦确诊，这些患者通常生存期不超过一年。泰梅尔的研究中，有一半的患者接受了标准的抗肿瘤治疗。如大家所知道的，医生的注意力都集中在制订治疗方案、监测患者肿瘤的进展情况和预防管理并发症上。另外一半的患者除接受了相同的治疗方案之外，还接受每月一次的姑息护理治疗。

**自愈力的真相**
Cure

在这几期的治疗中，薇琪和她的同事们关心患者的个人生活，包括患者和他们的家人如何面对肿瘤和抗肿瘤治疗后带来的副作用，而不是关注患者抗肿瘤治疗本身。例如，薇琪告诉我们，一位名叫皮特的胰腺癌患者的情况。她第一次见皮特是在我们采访之前，那时他刚做完最新的一次检查扫描，结果很糟糕。

"他的医生花了 40 分钟查看他的扫描结果，然后我花了 1 小时来告知他目前的病情。"她说。肿瘤科医生说，皮特的病情发展已经不适合进一步化疗了。薇琪所要做的是与皮特一起讨论，对于皮特来说这意味着什么，他想要怎样度过他的余生。"他的儿子 6 个月后要结婚，我觉得他可能赶不上他儿子的婚礼，"她说，"他不知道怎样告诉他的孩子这个消息，孩子们都不在他身边，他们生活在全国各地。"

薇琪说，患者是一个完整的个体，如果医生不知道患者的兴趣、价值观以及其家庭情况，她就无法完成她的工作。她认为，成功的、好的姑息治疗不仅要帮助患者能够死得有尊严、不痛苦，更重要的是帮助患者继续生活。知道如何去做，需要了解生活对于每个人意味着什么，是打高尔夫球、看肥皂剧，或者去参加一次婚礼。"每个人都有不同的答案。"

泰梅尔和薇琪的研究显示，肺癌患者平均接受 4 期姑息性治疗。结果显示，差异很显著。与对照组相比，这些患者的生活质量更高（评判标准包括身体各种症状是否改善），抑郁症的发生率更低。在生命的最后阶段，他们接受较少的积极治疗，更少的化疗，住院时间更短。但是研究者惊奇地发现，接受姑息治疗的患者平均获得 11.6 个月的生存期，而对照组只有 8.9 个月。

为什么一位姑息治疗专家仅靠简单谈话就可以得到如此戏剧性的改变呢？未来需要更多、更大规模的研究验证上述结果。抑郁症的低发生率可能是原因之一，因为通常来说，肿瘤患者因为知道生命很快结束，往往很沮丧绝望。另外一个可能原因是，患者生命的最后阶段身体常常非常虚弱，这时予以积极治疗可能加重病情，而不是延续生命。

当患者不用与人讨论他们的肿瘤，而是关心他们想从剩余的生命中获得什么时，他们拥有了不同的选择。他们在初期依然会选择积极治疗，但在生命的最后几个月，他们会将注意力转移到如何将他们的生命质量最大化。他们接受的最终治疗越少，伴随而来的益处是，似乎他们获得了更长的生存期。

对比之后，薇琪认为，传统标准的治疗模式是目前能够提供的唯一治疗手段。终末期患者接受一轮又一轮的化疗，因为现在并没有其他可替代的治疗方案，不作为即意味着放弃治疗。

"干预治疗是希望的代名词，"薇琪说，"可事实往往并非如此。"

我们所有注意力几乎都在接受医学治疗，精神状态其次。作为一名患者，我们每进行一步治疗都须签署知情同意书，治疗时可以要求予以止痛药。我第一次分娩时，选择最先进的医学治疗，但是像很多孕妇感觉到的那样，我觉得自己像传送带上的一件物品，消极被动地接受一系列医学干预措施，从人工破膜开始到紧急手术。我们时常关注缓解疼痛的重要性，但我发现，分娩过后，精神上的痛苦比身体上的疼痛更难控制，常常没有有效药物。

这一章涉及的三个群体：助产士，为孕妇在分娩阶段提供帮助；影像工作人员，在与患者沟通中改变说话方式；医生，与患有终末期疾病的患者讨论现有难题。他们做的看起来都是常识性的干预，但是如若形成可操作的规范，对于医疗系统就是一次改革，可以服务于一部分人，从而获益。作为一名有能力、有作为的医生，患者对我们来说并不仅是被动接受医学诊疗者，我们彼此之间是平等的。

这个原则是很多其他案例的治疗核心，例如皮特·沃韦尔的心理门诊治疗的肠易激综合征患者，曼弗雷德·舍德洛夫斯基负责的肾移植者，以及烧伤患者沉浸在亨特·霍夫曼创造的冰雪世界视觉游戏中。一些医学专家在解决临床患者难以控制的症状时，并未增加药物剂量或其他干预措施，而是通过细心管理患者的心理状态改善治疗效果。上述指导原则是他们治疗并管理患者的重点，无论是对成人还是孩子，无论是慢性病并发症患者还是危急重症者，从出生到死亡，一直如此。

**自愈力的真相**
Cure

这些理论方法为患者提供了更好的帮助，并且花费更少。同时，它可以改善最终的客观生理指标。患者遭受的并发症越来越少，恢复得越来越快，生存期也越来越长。这个试验结果反映的问题，就像丹尼尔的不幸遭遇和我自身遇到的情况，在更大层面上，成千上万名患者有类似问题。毕竟，我们是人，而不是机器。当身体接受医学治疗时，我们的精神状态不可避免会被影响。如果一个人感到孤独、害怕，他会觉得生活不幸，反之，一个人如果受到支持、生活安稳，他会感到很幸福。

剩下的时间呢？我们余生大部分的时间并不是患者，而是生活中的一个人，有很多事情需要经历，比如处理并不真诚的人际关系、压力满满的工作、糟糕的交通事故、协商最终工作日程，或承担令人失望的结果和债务。本书后面的章节，将会论述展望医学治疗方案对发现和研究思想的重要性。在日常生活中，思想、信仰和情感是如何影响身体健康的？

# 压力转移能防止免疫系统和
# 自我修复能力受损

**罗伯特·科隆纳**　男　中年　*应激反应* ————————————

　　1994年1月17日凌晨4点半，一场6.7级大地震重创了洛杉矶，是该城市史上所遭受的最强地震。源自地下17千米深的地震波持续了整整10秒钟，致使城市中房屋坍塌，桥梁和输电线路中断，医院几近毁坏，一辆64节车厢的火车脱轨。整座城市陷入了黑暗，烈火熊熊燃烧。最终，这场地震导致数十人死亡，数千人受伤。

　　地震发生时，罗伯特·科隆纳，一名在洛杉矶市中心的好撒玛利亚医院工作的心脏病学家正在睡梦中。他回忆说："灯突然灭了，房子像火车一样摇晃，玻璃制品破碎了，窗户裂了，卧室的墙也倒了一部分。"他的身体发出了警报，心跳加速，血压飙升，他说："这是我人生中仅有的濒临死亡的体验。"

　　很少关于心理作用的论证像纯粹的恐怖一样具有戏剧性。科隆纳能幸存下来，无疑非常幸运，但他随后发现，这个地区幸存下来的人对于死亡的恐惧足以杀死他们。这次地震的官方统计死亡人数是57人，其中包括被埋葬在废墟里的人，还有一名警察，当高速公路塌陷的时候，他从摩托车上跌到12米深的裂缝中，很快死亡。当科隆纳对比全国各地报道的地震发生前与地震当天的心源性猝死者人数时，他发现了一群隐匿的受害者。

地震发生两周前，平均每天有 73 人死于心肌梗死，但地震当天，这个数字增加到 125 人，远超过正常变化范围。这说明，大概有 50 人的心脏问题与这场地震有直接的关系。类似情况在以往的灾难中也发生过，比如，1991 年伊拉克对以色列的导弹袭击、1981 年的雅典大地震、2005 年的神户大地震。与其说是房屋倒塌造成人们的死亡，不如说人们更多死于惊吓过度。

如果你曾经历过与汽车擦肩而过，或在夜深人静时被恐怖的声音吓醒，你就会明白，恐惧会对你的身体造成多大的影响。在经历死亡威胁的一瞬间，体内的肾上腺素激增，与此同时，心跳加速、呼吸急促、瞳孔散大。血液会重新分配，从消化道、性器官这些非紧要区域转移到四肢和大脑。还有，虽然胃肠道消化活动减缓，但是血脂和血糖释放量会增多，以支配你的下一步活动。

当然，众所周知，这种反应就是"应激反应"。它由两方面所控制：一方面是释放入血的应激性激素，包括肾上腺素和皮质醇；另一方面是交感神经系统，该系统连接着人的大脑和其他主要器官。

应激反应最初是指机体对受伤、疲劳或饥饿的一种反应，但也可由一些心理因素诱发。其实无须等到被"捕食者撕咬"，我们的身体就可通过视觉、嗅觉、听觉，甚至通过对危险的想象产生应激反应。

正如科隆纳发现的那样，大脑对危险的感知可以导致血压骤升，脉率增快，严重时会致人死亡。惊吓致死是一种特例，只发生在一小部分人身上。对那些既往心功能不好，有激烈危险切身经历的人，最有可能发生这种猝死。通常来说，应激反应是有益的：这种本能反应使得我们的祖先在数百万年的进化中可以适应骤变的环境。这种反应始于心脏，但当危险消失后，机体的状态就会重新恢复正常。

应激反应在大多数物种身上起作用。罗伯特·萨波尔斯基（Robert Sapolsky），斯坦福大学的应激学研究第一人，正如他在 1994 年出版的书《为什么斑马不得胃溃疡》(*Why Zebras Don't Get Ulcers*)中描述的那样：一只被狮子追赶的斑马因其全身的应激反应能让它活命。当追逐停止之后，如果没有被吃掉，斑马很快恢复到原来的状态，它的生理机能也恢复正常，变得安逸、平静。动物的脑海中不会复现逃避追捕的曲折，也不会思考下次是否还会如此幸运。

但是和斑马不同，人类拥有更发达的大脑，能够总结错误、展望未来。恐怖袭击、失业、交通拥堵、不良的人际关系，我们担忧着过去与将来的一幕幕。这种压力也会导致应激反应，和我们在地震中产生的一样，只不过程度稍轻。即使和朋友围坐在壁炉边，吃着可口的饭菜，我们的大脑和身体仍一直处于高度戒备状态。

幸运的是，这些日常关注的问题并不会立即击垮我们。但假以时日，它们同样可以致命。

## 莉萨　女　42 岁　精神压力

莉萨没有预料到，也不理解，自己的生活竟与"规则"紧密结合。她说："我生活在打破布兰登'规则'的恐惧当中。"可能是生活中一个很小的变化，或是环境改变，或者根本无法控制的东西，都会打破他的"规则"。"有时我甚至不知道怎么会惹他生气，他大哭大叫，悲伤时会像动物一样。"

莉萨是旧金山一位 42 岁的经济学家，布兰登是她的儿子。4 年前，布兰登被诊断为"高功能自闭症"。如此一来，每天照顾好他是莉萨生活的一大挑战。因此，我打电话给她，想帮她找到面对如此沉重压力的最佳方法。

起初，莉萨只是觉得儿子性格古怪、安静，但是随着布兰登慢慢长大，有些认识显然是错的。他会在 20 分钟内重复说同样的话，不停地开门、关门，在被确诊患有自闭症后，整个家庭发生了很大的变化。莉萨辞去了自己的全职工作（现做兼职）来照顾布兰登和他的哥哥内森。但是布兰登的病情持续恶化，他沉浸在自己想象的世界里，有时会突然地发脾气。

现在，布兰登已经 8 岁。莉萨给我发了一张照片，是在我向她索要之前拍摄的。照片中莉萨和她儿子坐在地板上，靠着沙发，面带微笑，无拘无束。身穿蓝色 T 恤的布兰登看起来很可爱，一头浅棕色的头发，冲着妈妈可爱地笑着。

画面看起来很温馨，但我知道莉萨的经历，也明白这几年她的艰难和不易。近一年来，布兰登病情恶化，莉萨甚至不能离开他。她说："我觉得应该送他去专业机构。"在行为治疗师的帮助下，她的生活开始变得有序起来。莉萨现在每天要参与儿子的治疗，鼓励他与其他人互动、眼神交流。他很喜欢地图，能记住整个旧金山的公交系统。莉萨说："当我陪他在自己的世界里玩耍时，他真的很快乐。"

"但是我得一直留在那里，"她又说道，"我还不能放松。"布兰登正常上学了，但是学习成绩落后，也没有朋友。课间休息时，其他孩子都在玩，而他假装自己是一名公交车司机，漫步在操场边缘。莉萨知道，他其实想和他们一起玩，只是不知道如何交流。

"真令人难过，"莉萨说，"当布兰登看到有人在操场上受伤，他会跑过去试图提供帮助，但却不知该说什么。"他在学校需要一对一的帮助，但这是他所憎恨的，也是阻碍他与其他孩子进一步交流的障碍。所以莉萨正在寻找一所能使他更加独立的学校。她说："我正尽全力使他进入正常的生活环境。"

在家里，莉萨的生活被分割为一个个 15 分钟的间隔。她解释道："我得不断让他做些事情或直接与他交流，否则他就会陷入困境。每天从醒来那刻起，我就得规划好如何度过这一天，然后祈祷一切顺利。"布兰登经常生气，这是最艰难的时候。他又哭又叫，有时能持续几个小时。莉萨说道："有一次他从教堂出来就不好了，冲着我的肚子打了一拳，我很吃惊，但我没有还手。我得变成特蕾莎修女那样，只是为了更爱他。"

我问莉萨什么样的事情能激怒布兰登。她回复说，任何刺激，比如家里客人的笑声。"笑声太大，他就会不安、大叫。"有时一些小细节，包括日常生活习惯的小变化，如果不合他的意，他就会失控："比如我去学校接他时，他哥哥内森因为去看医生而没像平常一样在车里；又比如他哥哥踩在了他的地图上；或我撕了张纸来写点东西……这些都会激怒他。"

"天呐！"莉萨无奈地说，"他不喜欢我撕纸，会因此而大发脾气。"她停顿了一会儿。我知道她是含着泪跟我说这些话的，我试着想象她痛苦的经历：筋疲力尽，不确定的未来，挣扎在不可预测的生活中。一个像被判了"无期徒刑"的孩子所带来的绝望，使他们生活在一个孤独无望的世界里，你只能目睹，却不能带他们走出那个世界。

我告诉她，我很抱歉，不只是因为我让她伤心流泪。

照顾布兰登的压力常常把莉萨推向崩溃的边缘。"当他犯病发疯的时候，我讨厌承认这一切，但有些时候，我也会像他那样。"她忏悔道。他们的家庭生活也经历了这一切。她和丈夫目前正在分居，他们彼此间保持着良好的关系，并计划为了他们的孩子而组建两个有爱的家庭。但他们之间的纽带最终被他们的儿子的状况破坏了。莉萨说："我无法同时照顾好我的丈夫和我的孩子，要么这个，要么那个。"这样的遭遇对她心理和情感的打击非常明显。

压力加速衰老对莉萨来说好像不足为奇。我问她，儿子被诊断为自闭症的 4 年来，她的身体有没有发生什么变化，她说有，她才 42 岁，头发原本是和布兰登一样的浅棕色，"但在过去 3 年里，我的头发突然就变成了灰色"。

# 压力
# 有害健康

在过去的几十年间，科学家发现，持续的压力会对身体造成严重的损伤。心血管系统尤其敏感，这一点不足为奇。长期频繁的应激反应所引起的血压骤升会损伤血管壁，最终导致动脉堵塞，甚至心脏病。通过对近万名英国政府工作人员的跟踪研究［因政府大楼定在伦敦街道后被称为"白厅研究"（Whitehall studies）］发现，工作压力越大的人死亡年龄越早，且多数死于心脏病。

> 长期的慢性压力损害的不只是心脏。在应激反应中，机体燃烧"燃料"，升高血糖，这可以迅速增加能量。但长此以往，机体患肥胖症和糖尿病的风险就会大大增加。此外，它还会严重损害机体的免疫系统。

几十年前，科学家们还不相信心理因素会影响机体对感染的反应。直到现在，才有大量证据将二者联系在一起。尽管作用机制很复杂，但总的来说，应激反应爆发的时候（从数分钟到数小时不等），机体的免疫系统能更好地应对损伤。这一调节机制由包括皮质醇在内的应激激素所介导。

一旦应急事件警报解除，这种激素就会迅速恢复到正常水平，其中，皮质醇在其中充当着系统"关闭"的角色。免疫系统很聪明，确保那些被激活的消耗能量的免疫细胞，一旦有需要，它们就会聚集到周围；但长期过度激活也会攻击机体自身。

然而，当我们长期处于慢性压力之下，体内的皮质醇会持续释放，这样皮质醇就扮演了长久的系统"关闭"的角色，同时，免疫系统受到抑制。长期的慢性压力不仅会抑制机体对疫苗的反应，还会增加我们对普通感冒，甚至 HIV 的易感性。

当压力持续存在，这种系统"关闭"就不再起作用了，机体对皮质醇也不再有相应的反应。这会使免疫系统失控，机体会对过敏甚至更严重的慢性炎症变得更为易感。我们能看到的炎症，诸如抓痕周围出现的红肿，是机体应对感染和损伤的第一道防御屏障。产生炎症时，小血管扩张，血管的通透性增加，血细胞和免疫细胞游走到外周受损组织，这样可以迅速有效地清除刺激因子、异物和坏死细胞，这种短暂的炎症高峰是创伤愈合的关键。

**自愈力的真相**
Cure

但如果"开关"打开的时间过长，大量的炎症反应就会减缓伤口的愈合过程。研究人员已发现这种现象会发生在以下几种情况中：长期照料患阿尔茨海默病亲属的女性，面临考试的口腔科学生，争吵的已婚夫妇。过度的炎症反应会加速湿疹、多发性硬化等多种自身免疫性疾病的恶化。慢慢地，炎症反应会侵蚀骨骼、关节、肌肉和血管等健康组织。我曾提到的一位应激研究人员称炎症反应为"致命的果汁"（juice of death）。在美国和欧洲，大约有 1/3 的人是炎症反应的高危受害者，科学家认为这会直接导致糖尿病、心脏病、关节炎、骨质疏松和痴呆等疾病，或者成为这些疾病的危险因素，而我们这个年龄会被慢性病所困扰。

应激所引起的生理变化在某些肿瘤的发生中发挥着作用。通过对数百万人长期的流行病学研究发现，即使在控制一些行为因素（如戒烟戒酒）后，应激性事件仍然会增加机体患某些肿瘤的风险。不过一部分人并未观察到肿瘤发生，可能与不同类型的压力、机体的不同组织以及某些肿瘤发展的阶段不同有关。同时，试验表明，压力至少会抑制动物体内 DNA 的修复机制和部分免疫反应，例如抑制自然杀伤细胞对抗肿瘤的作用。

炎症反应可以清除体内的受损细胞，促进新生血管的生长。而应激反应恰恰提供了肿瘤生长所需的东西：血供和生长空间。如果患多种肿瘤的小鼠发生应激，或是给其体内注射应激激素——肾上腺素，则肿瘤生长、扩散加快。应用药物以阻止肾上腺素与肿瘤细胞结合就会抑制这种效应。目前，有几个研究小组正在研究相同的药物（广泛用于高血压治疗的 β 受体阻滞剂）是否对人类也有同样的保护效果。

如果所有这些还不能说明问题，还有一个也是由应激引起的，可以说是最糟糕的。

2004 年，加州大学旧金山分校的艾丽萨·艾培尔（Elissa Epel）和伊丽莎白·布莱克本（Elizabeth Blackburn），研究了压力对染色体末端 DNA 序列即端粒复制的影响，而端粒在人的衰老进程中起着重要的作用。每当 DNA 复制和细胞分裂时，端粒像"帽子"一样保护染色体末端。但在这个过程中,端粒本身也会被消耗。端粒过短时,细胞功能受损,停止分裂,这意味着组织丧失了自我修复能力。

艾培尔和布莱克本研究了两组母亲体内的端粒水平,其中一组母亲有健康的宝宝,另一组则像莉萨一样,她们的孩子患有自闭症等慢性疾病。结果表明,女性压力越大,体内的端粒越短。长期操劳的母亲比压力小的同龄母亲看起来老了10岁,而且她们体内修复端粒的端粒酶水平也少了一半。也就是说,压力不仅致病而且加速衰老。

压力研究者罗伯特·萨波尔斯基称这个研究为"跨学科的大跳跃",将女性复杂的生活、经历与细胞内的分子联系在一起。起初,许多细胞端粒学家对此持怀疑态度,但艾培尔和布莱克本的发现却引发了一阵研究热潮。现在,压力引起的端粒缩短与许多人联系起来了,包括老年女性、阿尔茨海默病患者的照料者、家庭暴力受害者、被强奸和幼年创伤的人以及患有抑郁症和创伤后应激障碍等精神疾病的人群。

"10年过去了,在我看来,环境对端粒长度有一定的影响。"约翰·霍普金斯医学院研究端粒功能的玛丽·阿玛尼奥斯(Mary Armanios)说道。

端粒较短的人更易患糖尿病、心脏病、阿尔茨海默病和卒中等压力相关性疾病,并且死得更早。研究人员当前面临的一大问题是,端粒缩短是否与疾病和死亡直接相关,还是仅仅是与年龄相关的一个伴随现象。无疑,端粒严重受损会影响健康。玛丽·阿玛尼奥斯研究发现,患有遗传疾病的人,端粒比常人短,更易出现衰老和脏器衰竭。而压力所引起的微小变化尤其是端粒长度改变是否会造成重大影响,她的这一问题从一开始就不确定。

另一方面,布莱克本称她坚信心理因素的重要性。相对于阿玛尼奥斯研究的极端情况,她指出,轻度的端粒缩短引起的基因突变仍能增加机体患各种慢性病的风险。除了常见的危险因素如体重指数、血糖以外,压力所致端粒长度的改变似乎也能预测未来人体的健康状况。

**自愈力的真相**
Cure

## 苏珊 女 老年 高血压

我开车从佐治亚州的亚特兰大出发，一路向东后向南，直到城市消失在我的视线中。太阳斜射过路边的松树，树影如同沥青路上的斑马线一般。此刻，收音机里是摇滚歌手汤姆·佩蒂（Tom Petty）的声音，盯着猎物的鸶鸟在头顶盘旋。

几小时后，我到达一个叫米利奇维尔小镇的郊区。道路一下子变窄，崎岖不平，这个地方像世外桃源一样。之后映入眼帘的是一排铁丝网，后面是破旧的木房子，前面是几辆外挂塑料椅的房车。突然，通往一座破旧的白房子的沥青路变成了砾石路，消失在丛林之中。这个木头架房子的窗户很小，就在那一刻，我觉得导航系统把我带上了一条"死路"。

米利奇维尔位于美国东南部的一个新月形地带，非官方名为"黑带"。19世纪，它是指该地区沃土的颜色，当时很多奴隶在这里的棉花园种植棉花。后来，它代表这里超过一半人口的非裔美国人。

这里的许多人很贫穷。"黑带"只有480千米长，40千米宽，但却有全国1/3的贫困人口。不符合国家标准的住房、学校和交通，以及高犯罪率和高失业率严重影响着这里的非裔美国人的生活。

珍妮·布罗迪是佐治亚大学的一名心理学家，主要研究"黑带"地区家庭成员的健康状况。她说，该地区有些慢性病的发生率全国最高，如心脏病、糖尿病、卒中和肿瘤等。也就是说，压力不仅对某个人产生影响，像在米利奇维尔一样，还会危害所有人的健康。

我很想知道，这里的人们的生活是什么样子。因此，布罗迪让我联系了当地居民，其中就有苏珊。最终，我找到了她家。那是一座砖头砌成的平房，却也是整条街上最好的房子：砖头铺成的台阶通向前方，后方是砖砌的庭院，一群蓝色的知更鸟和红雀从房顶飞过。通往树林的庞大院子里，有一辆旧的轻运货车和一堆砖头。后来苏珊告诉我，野狼、狐狸、兔子和野生火鸡经常在这一带出没。

她打开门，怀里抱着一条活跃的白狗。她一边带我穿过杂乱的过道，进入相对干净的客厅，一边向我道歉："我们现在已经在一个比较清洁的家里了。"在客厅，一面墙上是一面很大的镜子，另一面墙上则是两把金色的小型吉他，地上是毛茸茸的蓝绿色地毯和长花边的垫子，架子上摆满了她家人的照片和玻璃制品。

苏姗有一头灰色的短发，没有化妆，穿着也很随意。她身穿亮粉色的跑裤和宽松的T恤，上面印着佐治亚大学"山猫队"的英文单词。她跟我打招呼时，声音很洪亮。

苏姗在米利奇维尔的"筒子楼"中长大，之所以这么说，是因为站在那儿放眼望去，你会看到一个室外厕所和两个由9个家庭共用的水龙头。她回忆说："那时，我们用一个大黑锅烧水。"他们自己生产肥皂，用碎猪肉来做猪头奶酪。她从小跟着祖父母一起生活，她的祖父很宠她，祖母对她的要求却很严格。她的很多朋友辍学去摘棉花，她也想去，但祖母不同意。"祖母说摘棉花会损伤我指甲周围的皮肤，也会损伤我的手。"

现在的苏姗是该地区的核心人物：她是教堂的积极分子，也是当地儿童中心的志愿者。她和丈夫乔治结婚已50年，很明显，他们现在所拥有的一切都是他们努力奋斗的结果。苏姗说，乔治自己用其他旧房子的砖盖了这座房子。她特别强调了那个用老家的砖砌成的大壁炉。

我问苏姗，人们现在生活如何。她告诉我，失业是一个大问题。现在，人们失去了农场的工作，很多大老板也走了，如地毯生产商、制造公司老板、砖厂老板。很多年轻人也辞职了，她说："年轻人也不想上大学，他们只想快点赚钱。"从此，这个地方就被毒品侵占了。

官方数据显示，生活在这里极具挑战性。在南部农村，一半以上的非裔儿童还处在贫困中，其中大多数在单亲家庭中长大。布罗迪说，低收入使他们的生活比附近城里人要难很多，没有车与外界沟通，他们就没有工作，年轻人就无所事

自愈力的真相
Cure

事。在这里，青少年酗酒以及由此带来的失学、坏习惯和性行为紊乱等，也比城市严重得多，贫困地区青少年的酗酒情况与城里同龄人不相上下，甚至略高。

苏姗有 4 个孩子，且都已成年。她从小就给孩子们灌输基督教的价值观，也教他们尊重长辈，但这仍不能阻止她女儿詹妮弗远离毒品犯罪。苏姗回忆说，有一天她正和邻居打电话，接线员突然让她去警察局的公共安全科。原来，警察刚从一个家里营救出詹妮弗 16 个月大的女儿杰西卡和另一个同龄小孩，一整天都没有人管她们，她们被阳台外的 3 个人遗忘了。

詹妮弗当时还在另一个县的监狱里。时隔 20 多年，苏姗仍忘不了詹妮弗走进警察局的那一幕。当时，她的外孙女和另一个小孩坐在地上，腿间的盘子上放着吃的。当天，她和她的丈夫就接走了杰西卡。那时，他们已在照顾杰西卡的哥哥凯文，后来，还照顾了詹妮弗的第三个孩子。

苏姗说，这些年，詹妮弗给她的生活带来了很大压力，比如詹妮弗出狱后要带走孩子。有一次詹妮弗和凯文一连消失了几天，苏姗和她丈夫快急疯了，直到后来才在一家小旅馆找到他们。如今，尽管她不怎么见她女儿，但外孙们却都不在家里了。"我们还期望她什么呢？孩子们都已长大了。"

凯文却总是让她感到头疼。在部队短暂服役后，他回到了米利奇维尔，与一群混混搅在一起。在我去看他的几周前，他出狱了，突然出现在家里，说想搬回来住。但苏姗没有同意："我不能和一个要偷我东西的人一起生活。"

在与孙子争执后，苏姗觉得自己病了，医生给她开了一些降压药。说实话，生活在这样一个充斥着犯罪、毒品、单亲家庭、失业的地方，会严重影响人一生的健康。低收入家庭的孩子更易出现营养不良、早产和夭折等。长大后，他们也会出现肥胖、胰岛素抵抗和哮喘等。再往后，他们更易患卒中、心脏病、慢性肺疾病和肿瘤等疾病，甚至还会命丧于此。

# 改变对压力的看法，
# 暗藏治疗玄机

不同国家，贫富对健康的影响程度不同，这大概与该国的贫富差距有关。格雷格·米勒（Greg Miller）是西北大学的一名心理学家，主要研究贫困对健康的影响。据他所言，在美国，其结果比在加拿大或瑞典这些分布有英国人的国家更让人意外。米勒表示："无论是发达国家还是发展中国家，健康状况的差异长期存在。国家内、国家间、不同性别间、不同种族间及不同的人生阶段，这种差异一直存在。它可以是不良的妊娠结局，也可以导致痴呆和卒中。"

那么，是什么原因导致了这种差异呢？显然，这不能仅用卫生保健水平和物质基础解释。如果这两点是主因，那么拥有相同上述条件的人健康状况也应该相同。相反，它与整体的社会经济地位呈线性关系，包括特权群体。尽管穷人更易出现不良的生活习惯，如酗酒、吸烟和缺乏运动等，但贫困对健康的影响仍然存在。米勒认为，除了不良行为习惯之外，贫穷带来的压力和脱节感会让人发生慢性炎症，严重影响人们生活的方方面面。

甚至，儿时接触的环境也会影响以后我们对压力的反应。例如，有些穷人家的孩子努力学习，上大学，然后在某个地方找个好工作，以便生活更加接近同龄的富人。他们很少吸毒，也没有不良习惯，看起来很健康。米勒说道："但如果透过表象去观察他们的生理变化，你就能看到他们的不同。"他们的血压、应激激素和炎症水平更高。

无论当前的生活状况如何，对于那些在贫困环境中长大的人，肿瘤、心脏病等所有疾病的患病率和死亡率都大大升高。一项针对丹麦的 1.2 万多名被收养者的跟踪研究发现，他们在 40 岁时的死亡率取决于他们生父的社会阶层，而不是养父。另一项针对约翰·霍普金斯大学医学生长达 40 年的研究也表明，在贫困家庭长大的人，50 岁时患心脏病的概率比富裕家庭出身的人高出两倍以上。

**自愈力的真相**
Cure

困境和不公正遭遇所带来的压力也可能是端粒缩短的一个主要原因。例如，没有上过高中或曾遭受虐待的人，他们的端粒较短。但研究也表明，端粒缩短与经济社会地位低下、轮班倒、危险的生活环境和环境污染也存在一定的联系。在非裔美国人中，种族歧视会影响压力标记物，其中包括端粒缩短。

再次强调，儿童尤其危险。幼时经历过虐待和不公正遭遇，甚至更早在子宫内接触了母亲体内的应激激素，成年后他们的端粒都会缩短。

受其影响，一些科学家强调，为了应对慢性病的流行，政府部门要减少社会的不公正待遇，特别是对育龄期女性。2012 年，伊丽莎白·布莱克本和艾丽萨·艾培尔在著名的科学杂志《自然》上撰写了评论，呼吁政界人士优先处理"降低社会压力"。她们指出，女性在怀孕和养育孩子期间的压力，在未来几十年中会导致下一代的健康问题和经济问题，即使他们后来拥有更为舒适的生活。

艾培尔告诉我，当前已有强有力的证据表明，我们的生理年龄在早期就基本确定了。"如果忽略这一点，继续亡羊补牢，我们就无法防未病，也不能很好地治已病。"

解决社会不平等问题，这一观点并非新鲜出炉。但压力和贫困带来的一系列健康问题，以及生长环境影响人类疾病易感性的发现，为促使政府相关部门采取措施提供了强有力的案例。然而，政府官员似乎还没有做好跨越 10 年前布莱克本和艾培尔提出的"跨学科的大跳跃"的准备。据艾培尔所言，人们对《自然》杂志中那篇文章没有太大的反应。"这篇文章很有深度，所以，我想人们会关注它，或支持，或反对，都有可能！"她说道。

不过，还是采取了一些行动，在后面的章节会再次讲到，研究人员在几个最需要的地区试图减轻压力的不良影响，包括米利奇维尔，那时我们便会看到发生了什么。但与此同时，我们能做些什么呢？

很少有人能消除生活中的压力，最多就是像苏姗一样改变生活环境，或者像莉萨一样把布兰登带回家。但不要悲观，还是有好消息的。

> 外部因素，比如债务、人际关系不好或者有一个患自闭症的孩子，通常都不能直接伤害我们，真正伤害我们的是面对这些问题时的心理反应；不是我们周遭的环境，而是我们的"意识"（心理作用）影响更大，这些，恰恰是我们可控的。

加利福尼亚大学的心理学家温迪·门德斯举了一个例子，一名滑雪者意外进入一条陡峭的滑雪道，这是他下山的唯一出路，他的心率增快，已经做好了下滑的准备。但凭经验，他不知道自己是否能够熟练应对。这时，他要么害怕，要么兴奋。

门德斯说，这两种截然相反的精神状态都是应激反应的表现形式，但它们的生理作用却截然不同。尽管它们都会激活交感神经系统，但兴奋的作用更强。从进化的观点看，兴奋是一个猎人接近猎物的心态，是一个自信能逃出虎口的奔跑者的心态，也是一名清楚自己占得上风的战士的心态。此时，外周血管扩张，心排血量增加，把富含氧气的血液泵至四肢和大脑。有此经历的人，无论是身体还是精神上，都会比平时表现得更好。

另一方面，恐惧则会让机体选择"损伤控制"模式以做好失败的准备，我们无处可逃，只能面对。我们会想，这是与强劲对手的较量。在这种情况下，交感神经系统同样被激活，但程度较轻，外周血管收缩，心排出量降低，到达外周组织的血液也会减少。如果我们被捕或受伤，这就有助于机体最大限度地减少失血量。不过，如此一来，它也会抑制机体反应，增加心血管系统的紧张度。因为，为了泵出更多的血液，心脏做功增加。此外，皮质醇也会出现一个峰值，同时，免疫系统也做好应对损伤和感染的准备。

心理学家称这两种截然相反的反应为"挑战"和"恐惧"。在面对现代生活中的紧张情况，如公开演讲、与他人不可避免的冲突或者像滑雪这种身体上的挑战时，我们一定会深思熟虑，潜意识地去权衡当前的情况；我们会赢还是会输？答

**自愈力的真相**
Cure

案通常受多种因素的影响，门德斯说道。你努力备考过吗？你是一个乐观的人吗？你昨晚睡得好吗？"所有这些都会影响我们处理当前任务的潜力。"

对于长远的健康，"挑战"似乎更有益，而"恐惧"更多的是损害我们的健康。门德斯发现，经历过"挑战"的人，其生理机能会迅速恢复正常，也有一系列研究表明，能够得到及时放松的适度良性应激，对心血管系统和免疫系统是一次很好的锻炼。她说："在很多方面，机体面对心理压力的反应与在运动中一样美妙。"就拿锻炼身体来说，适度锻炼后回家休息，会让我们更强壮，抗压性更强。事实上，这和坐过山车或看恐怖片的道理一样。

相反，危险消失后，经历"恐惧"的人，无论精神上还是身体上，功能恢复都较慢。他们过于担心当前，也很惧怕未来，这样，血压一直处于高水平。长年累月，就会引起高血压。我们还可以看到，皮质醇反复释放，会使免疫系统功能受抑制。

门德斯发现，有趣的是，我们只需要改变对压力的想法，就会有意想不到的结果。她让志愿者参加艰苦的"特里尔社会压力测试"，比如在严厉的法官面前进行 15 分钟公开演讲和心算。实验室研究表明，这确实能诱发应激反应。

测试中，门德斯让一部分志愿者表现出焦虑的体征，如心率增快，这就是很好的例子。这时，富含氧气的血液重新分配到大脑和肌肉，会让他们有更好的表现，她解释道。值得注意的是，通过与对照组（让他们忽略测试）和没有任何说明的小组相比，仅仅是这种转变，他们就会产生"挑战"反应——血管明显舒张，心排血量增加。

在另一项研究中，门德斯表示，通过这种方式改变机体对压力的反应，不仅能改变志愿者的生理状态，也能提高他们的成绩。她要求那些准备参加研究生入学考试的学生，在实验室里进行一场模拟考试——GRE，读研究生所必需的高难度考试。与对照组相比，那些被告知乐观面对考试的学生与之前的研究一样，有着相同的生理效应。此外，他们也取得了更高的分数，不仅是模拟考试，3

个月后 GRE 考试也是一样。门德斯说："在发表的六七十篇论文中，这是使我最惊讶的结果。心态改变是多么的微妙啊！"

门德斯的研究显示，我们不必任由压力摆布。因为，即使稍微改变态度，就会减少压力的不良影响。遗憾的是，减轻压力或改变态度并不容易，它甚至会让我们陷入消极情绪。

因为，随着时间的流逝，压力会重塑我们的大脑。

\*　\*　\*

一天吃晚饭时，我 5 岁的女儿正在吃炸鱼条。突然，她跳起来大喊大叫，指着靠椅子边的墙上的一只大蜘蛛，直到蜘蛛被移走之前，她拒绝回到座位。

这给我出了一个难题，因为我也害怕蜘蛛。作为屋里唯一的成年人，当时我应该做些什么，而且我不想把恐惧传给女儿。我拿着杯托和杯子慢慢接近这只造成恐慌的蜘蛛。

我感觉到脑海里正进行一场战斗。一边是红色的警报，没有说任何话，只是深深的恐惧和反感。与这个本能的危险信号作对的是一个明智的、镇静的声音："坚持就是胜利"。两支"军队"争着控制我的身体。其中一方的主张使我的肌肉僵住，另一方则下达指令让我放松、前进。我迅速把蜘蛛带走，但当时却感觉自己像在糖浆上移动一样。

在大多数情况下，这些错觉与人是一个统一整体。但有时，即使是像面对蜘蛛这样的日常经历，大脑也会出现冲突。当我们察觉到潜在的危险时，大脑的几个主要部分就会相互作用，以决定接下来该怎么办。一个是杏仁核，能洞察危险的快速反应系统，负责储存情感记忆，尤其是痛苦的记忆。当类似的情景再现时，它会触发恐惧、焦虑和应激反应。而恐惧和偏见源于杏仁核在一个心动周期中的机械工作，并不涉及有意识的思想。

与原始的驱动力相反的是海马和额叶前部的皮质。海马负责真实的记忆，额叶前部的皮质负责高级认知功能，例如有计划和理性的想法。它们运转得比较缓慢，但能更有逻辑地分析当下的情况，从而缓解我们的恐慌，减轻我们对压力或恐惧的反应。哪一方取得最终胜利决定着我们说话是猛烈抨击还是心平气和，也决定着我们逃避抑或直面恐惧。事实证明，在任何人的大脑中，最终的结果取决于他们的生活经历，尤其是之前面对压力的经历。

在一项关键的试验中，心理学家向密苏里州圣路易斯一所高中的青少年展示了几个短片。这些短片的特点是中性场景，如销售经理观察消费者。其间，心理学家让学生想象自己身临其境。大多数学生并没有看出什么，而那些家庭背景不好的学生（在控制种族因素之后）更可能将这些场景理解为危险。比如，他们认为会因入店行窃而被指控。相应地，他们当时心率增快，血压增高。

这种作用会影响人的一生。西北大学的格雷格·米勒在向贫、富家庭中长大的成年人展示这些视频时得到相同的结果。类似的结果也出现在像莉萨一样的看护者、幼年遭受过创伤或受虐待的人身上。对于同一件小事，长期处于压力状态的人比常人的压力更大，他们体内更易出现"恐惧"而非"挑战"。

在过去的几年里，包括洛克菲勒大学的布鲁斯·麦克尤恩（Bruce McEwen）在内的神经学家发现了原因。在动物实验和慢性压力的人群试验中显示，长期反复刺激杏仁核，它慢慢增生，连接也更紧密，而海马和额叶前部皮质则慢慢萎缩。在"9·11"恐怖袭击3年后进行的一项研究发现，生活在被毁建筑附近的健康成年人的大脑内，上述区域的灰质减少。大脑的这种重塑与一些精神疾病如痴呆和抑郁症有一定的联系。

以上就是对早年困境为何会影响人的一生的其中一个解释，后面还将会讲到另一个原因。压力会影响大脑各部分之间的联系，破坏本来可以让我们保持冷静和自控的大脑通路，使我们对将来的问题变得格外敏感。

## 莫妮卡　女　39 岁　肥胖

见过苏姗后，我穿过小镇，来到一条标有"米利奇维尔房管局"的寂静小路。这里都是小平房，每间平房又被分成两个小房间。居然还有比苏姗家更无人情味的房子，这让我很吃惊。这些房子没有边界，没有栅栏，没有花和家具，只有一排一模一样的砖箱，均匀地分布在草地上。

我按照别人给我的地址敲了敲门。莫妮卡过了一会儿才来到门口，热情地欢迎我："我忘了你要过来！"她说道。这个 39 岁的女人穿着一条露肩的黄绿相间的裙子，胸部、胳膊和肩膀富有弹性。她把乌黑的头发烫成了光滑的卷发，笑的时候，一颗大金牙闪闪发亮。

前门直接通向那个小小的方形客厅，墙上什么也没有，地上铺的是乙烯基地板。尽管室外阳光灿烂，但由于窗帘紧闭，客厅里很昏暗，一张褪色的蓝沙发、一把椅子、一张矮桌子和一台电视机是仅有的几件家具。虽然桌上有烟灰缸，地上还有几个零散的烟头。莫妮卡示意我坐在沙发上。我们坐下来聊天时，她却心不在焉，不停地切换电视频道。

她说，她高中没有毕业，现在在学校的食堂工作。她朝我做了一个鬼脸："我一个月能挣 700 美元，是一个月哦！"她也是塔基沙的单亲妈妈。塔基沙刚放学，身穿红 T 恤和黑裤子，长辫子上绑着一个红色的蝴蝶结。她很高，也很胖，有一点害羞。妈妈介绍她时，她坐在我们对面，按着手机键盘。

莫妮卡最担心的事情之一就是女儿的安全，她告诉我："我哪都不让她去。"塔基沙才 13 岁，但她班上的其他孩子已开始吸烟、喝酒。

莫妮卡想起了她的少女时代。一天晚上，一个很要好的朋友邀请她出去玩，但她不相信与她同行的另一个女孩，所以，她拒绝了。"第二天我就听说她们因为抢劫被关了起来，她们向一位老人身上泼热油，并抢了他的东西，"她说道，"想象我也在警车里！太恐怖了。一个坏主意会改变你一生的命运。"到现在为止，塔

146

**自愈力的真相**
Cure

基沙都安分守己，学习成绩也很优异，就我们聊天时的一瞬间，她竟然说了拉丁文，她告诉我，她长大后想当一名儿科医生。

这对母女关系很亲密，她们适当地开对方的玩笑。例如，我问塔基沙怎么安排时间，说话前，她害羞地看着妈妈，以得到批准。她说："我喜欢玩手机，也喜欢吃东西。"莫妮卡也一样。她生活中的乐趣就是看电视和吃东西，她主要看脱口秀以及描写现实生活的纪录片。莫妮卡说，只要有条件，塔基沙就会吃健康的食物，如燕麦片、酸奶或沙拉。

相反，莫妮卡喜欢吃鸡翅和油炸食品。她说："我们生活贫困，只能靠食物来缓解压力，食物就是我的一切。虽然我讨厌这样，但只能通过吃来缓解我的压力。"

莫妮卡和塔基沙并不孤单。科学家发现，在许多国家，贫困家庭中长大的人吸烟、酗酒更多见，同时也缺乏锻炼。他们饮食不健康，女性更容易肥胖。这些坏习惯不仅直接危害健康，也会加重炎症反应。例如，吸烟和高脂饮食会增加炎症的发生率，而定期锻炼则能使其降低。

# 压力影响
# 大脑结构和功能

为什么贫困家庭中的人表现如此迥异？现实原因如下：新鲜蔬菜和去健身房锻炼花费昂贵，贫困家庭负担不起。还有，来自同龄人的压力迫使他们养成不好的生活习惯。莫妮卡有合适的理由让塔基沙待在家里，尽管那会影响女儿的健康。对那些无望摆脱贫困去享受精美的房子、充满挑战的工作或是快乐假期的人，或者对那些失去亲人或财产的人来说，吸烟或油炸食品不但廉价，而且能够立刻带来乐趣，因此沉溺于其中也是一种符合逻辑的反应。

但包括格雷格·米勒在内的心理学家认为，除了这些，还有另外一个原因。研究表明，幼年时的压力不仅让人们更害怕危险，也会影响大脑内奖赏环路的功能，而奖赏环路主要负责调节我们对食物、毒、性和金钱等事物的欲望。

除了杏仁核，额叶前部皮质也参与协调包括伏隔核在内的大脑其他区域的功能。伏隔核，是纹状体的一部分，它让我们产生欲望，对成瘾起着重要作用。额叶前部皮质传递给伏隔核的信息调节欲望，提醒行动的后果，让我们摒弃"即时满足感"，追求未来更大的回报。

初步研究显示，大脑发育成熟后，早期的压力会影响这些回路间的联系，削弱人的下行控制系统。那些出身贫寒的人，无论当前的生活条件如何，他们目光短浅，更倾向于选择"即时满足感"。2011 年，一份大脑成像研究邀请了 76 个成年人参加一个游戏，在这个游戏中，他们会赢钱或输钱。那些家庭贫困的人学会赢钱后，其额叶前部皮质的活动减弱，同时，额叶前部皮质与伏隔核间的联系也减少。

大脑以这种方式连接的人，可能会优先选择即时行乐，而不考虑未来。他们很冲动，养成高脂饮食、成瘾等不良习惯的风险也增加了。就像很害怕危险一样，从进化的观点来看这很容易理解：如果你处在一个资源缺乏，到处充满危险的环境中，或者你还在哺乳期，多吃一些富含热量的食物是一个不错的建议。但在现代社会，这些行为让人们很难摆脱贫困，同时，还会损害他们的健康。

在以上几种不同的方式中，压力最终会以一种方式重塑我们的大脑，让人们更好地应对困境，尽管结局会更糟糕：它增加了未来患慢性病的风险。这个可怕的结果有助于解释面对压力时人们做出的选择，就像莫妮卡一样；也解释了尽管人们的生活环境改善了，但仍然存在健康隐患。但同时也引出了另一个问题：能否避免或逆转这些改变呢？

**自愈力的真相**
Cure

# 正念冥想可通过缓解压力
# 增进身心健康

早上 7 点，我漫步在加利福亚州圣莫尼卡海滩上，波浪在朝阳映射下闪闪发光，云彩被镶了一道金边。杓鹬和矶鹬群集在潮湿的沙滩上，远处洛杉矶居民的白色别墅点缀着好莱坞群山。

经过 800 米几近荒凉的海滩，我终于在 27 号救生站的北面找到了他们，当地的几名佛教徒。在离海边几米的地方，几个人一字排开，盘腿坐在沙滩巾上，即将开始一个小时的沉默冥想。我坐在队伍最后，面朝大海。

几个世纪以来，佛教徒一直在通过冥想寻求心灵开悟。20 世纪 60 年代，冥想开始传入西方，受到披头士乐队和大门乐队等社会名流和乐队支持，成了嬉皮士反主流文化的一部分。自那时以来，冥想在普通人中逐渐普及，成了人们寻求平静的精神寄托。

我不是在进行关于宗教的探索，我感兴趣的是科学主张：冥想可通过缓解压力增进身体和心理健康。20 世纪 70 年代以来，多方面研究表明，进行冥想的僧侣身体会出现一系列惊人的变化，如血压下降，同步脑电波和脑部血流增加。

一些与宗教信徒交往密切的科学研究人员宣称他们发现了想看到的结果。僧侣大部分时间处于隐居状态，毋庸置疑他们可能有一些特别的能力，但对普通人是否有效尚不明确。而在过去的十余年，新一代的脑成像研究人员和临床试验已经将冥想应用于科学之中。他们表示，即使用短暂的时间关注自己，也能对大脑和身体产生明显影响。

考虑到这些，是时候尝试一下这种神秘的方法了。冥想有成百上千种方式：慈悲冥想，指延伸对众生的爱和仁慈；超然冥想，指使人们专注于重复的圣歌；正念冥想，指专注于自己的思想和周围环境，这是最受欢迎的，也是研究最多的冥想实践之一。所以今天早上我尝试了一种被称作"开放监控式"（open monitoring）的冥想法，我一直静静地坐着，注意头脑中出现的任何想法，但不对这些想法做出判断或反应。

我坐在毛巾上，望着波光粼粼的海水，目之所及，绵延数千英里的太平洋如此美丽。但当我脑海中不再胡思乱想和做白日梦时，面对这一大片广阔区域，我感觉稍微有些焦躁。我的头脑总是被一些思想和文字所占据，我不确定冥想是否能很容易消除它们。

英国牛津大学的临床心理学名誉教授马克·威廉姆斯（Mark Williams）说："我并没有用抽象思维填满大脑。"他是冥想心理效应方面的专家，也是《正念禅修》（*Mindfulness*）的合著者。书中讲述了人应如何在日常生活中训练思维，以更加有效地减轻日常生活中的压力和焦虑。这本书意外成了畅销书，并被鲁比·瓦克斯（Ruby Wax）和戈尔迪·霍恩（Goldie Hawn）等社会名流推荐。

威廉姆斯告诉我："大多数人时刻忙于各种事情，但实际上并没有意识到当时自己在哪里或正在做什么。我们一直忙于计划未来，或不断重复同样的事情。例如，洗碗时，你可能会想到要喝的那杯茶；喝茶时，你在计划去超市；开车去超市时，你又在考虑要买些什么。"

我们沉浸于精神世界，而不是周围环境。豪华度假的白日梦，或者计划为朋友准备完美的生日礼物，这些都是一个愉快的经历。但我们也可能想象出消极、紧张的情境。在品尝一顿美食，给孩子洗澡，或徜徉在沙滩上的时候，脑子里想的可能是昨天的争论，或明天的工作任务带来的压力，然而，从某种程度来说，

**自愈力的真相**
Cure

想这些毫无用处。

陷于这样的沉思或担忧之中，会让我们感觉紧张，同时也意味着我们忽略了周围世界中可以缓解焦虑的积极的事情。早上准备工作以前，如果提前投入工作的拼搏当中，就会忽视茶的温暖、收音机里的好歌，以及孩子们的笑声。威廉姆斯说，"你在生活中不断地错过自己的美好时刻"。我们处于泡沫之中，导致我们远离了能让生活变得有意义的点滴美好和快乐。

威廉姆斯说："如果我们不小心，大脑和身体就会像漩涡般彼此吞噬。"消极的思想会引发身体的压力反应，反之亦然：当我们处于应激状态时，大脑就会兴奋起来。压力越大，可能越易产生消极的想法。

正念冥想有助于阻止这种情况的发生。威廉姆斯解释说，对自己的想法越来越了解，让我们后退一步，意识到消极或有压力的想法并不一定会成为现实。我们不必在情感上做出回应。这只是由大脑自动产生的反馈。一旦意识到这一点，我们就能平息这种情绪。

脑成像研究为这一观点提供了支持。例如，意大利摩德纳·雷焦艾米利亚大学的神经科学家朱塞佩·帕尼奥尼（Giuseppe Pagnoni），扫描了有经验的冥想者的大脑发现，就像正念冥想一样，他们也会注意到自己的想法，但并不对它们予以理会。那些不停浮现在脑海中的念头是由一组被称为"默认网络"的大脑区域产生的，该区域在我们不专注于任何外部任务时最活跃。帕尼奥尼发现，有经验的冥想者可以控制并调整这个区域的活跃性。与没有经验的冥想者相比，他们能够在情绪波动后更快速地恢复平静。

想法多可以让我们领先一步，但要付出代价。担忧那些已经发生的、尚未发生的，甚至根本不可能发生的事情，会使我们筋疲力尽。正念似乎能让我们向前迈出一步——可以有想法，但不该被其束缚。

起初，尽管沙滩景色美丽，但我内心却很崩溃。各种想法和情景在我脑海里接踵而至：鸡蛋（去哪里买早餐）、出租车时间（赶航班）、面试问题（今天下午要去会见一位研究员）。每个想法都在呼唤我，逼迫我继续思考，最终陷入无休止的问题的迂回之中。

每当我抵制住一连串的想法，另一个很快就会涌现，好像我的头脑是一个急于卖东西的市场交易员："你不喜欢这个吗？那就试试这个吧！"上次我在海滩散步时买了一件红色夹克，这次给我的孩子们买什么礼物带回家？

为了消除这种精神上的"旋风"，我专注于眼前场景的细节，目视前方。起初，海滩看起来很嘈杂，浪花飞溅，声如雷鸣。三趾滨鹬沿着海岸线觅食，慢跑者和遛狗者进入我的视野，成群的鹈鹕在水平面飞翔，然后逐渐消失。一个冲浪者的黑色的身影映着天空，随着浪花摆动身体，20分钟左右后他离开了。

当我沉浸其中一段时间后，随着时间的推移，我开始感到逐渐脱离海岸线的喧嚣。鸟、慢跑者和冲浪者不管来自哪里，何时出现，他们最终都将从我的视线消失，他们来了又去，开始显得不那么重要，不那么真实了，我发现自己的注意力逐渐转移到了远方的地平线上。我被它表面的沉静以及始终的深邃和蔚蓝所吸引。

到了冥想的最后，我四肢酸痛，清晨的阳光照在脸颊有些热辣。第一次尝试之后，当我再看沙滩时，内心感到平静，思维联想也奇妙地发生了改变：更多联想眼前的景致，而不是生活上的琐事。我赞同"远离消极的想法"的观点，并且随着时间的推移，最终能够认清这些想法，这也能让我们更容易从另一角度看待生活。但它真的有用吗？大多数人不是僧侣，也不能一直冥想，几次短时间的冥想能帮我们缓解压力吗？能有益于我们的身体健康吗？

**加雷思·沃克** 男 26岁 多发性硬化症 ————————

加雷思·沃克深知过去和未来如何折磨我们，如何使我们烦乱。10年前，他在英国北部的谢菲尔德工作。作为一名警察，如他所言，算是恪尽职守。26岁的

**自愈力的真相**
Cure

他热爱自己的工作，业余时间，他喜欢到山里散步，在美丽的约克郡山谷穿行。

2006 年的一天早晨，加雷思醒来发现左眼视力模糊。配镜技师检查他的眼睛，没有发现异常。医生给他开了治疗结膜炎的抗生素，但不起任何作用。后来，他做了 MRI 扫描，神经病学家吃惊地发现，加雷斯的免疫系统在攻击他的视神经。最有可能的解释是，他患有多发性硬化症。

这种病表现为慢性异常性炎症反应破坏神经系统，可以引发多种症状，患者逐渐不能控制自己的身体。四肢、眼睛、肠道和膀胱等脏器逐渐出现功能障碍。患者也出现疼痛和疲劳，以及认知和情感问题，尤其是抑郁症。大部分患者发病初期为"复发－缓解型"，表现为明显的复发和缓解过程。但最终，病情逐渐进行性加重。该疾病目前尚无有效的治疗方法，不能治愈。

在一般情况下，经过两次这样的炎症发作才能诊断出来，因为有时人们只发作一次，不会对机体造成进一步的损害。神经病学专家警告说，如果再次发作，他将面对日益恶化的残疾。3 年来，加雷思尽力继续过正常生活。

然而在 2009 年，他开始出现膀胱功能障碍。2010 年，他被确诊为多发性硬化症。

加雷思描述刚确诊后的那段时间，充满"可怕的压力"。不久之后，他开始出现行走障碍，于是不得不请假，离开他喜欢的工作。同年 6 月，他做了父亲。

他回忆说，2010 年 8 月，他带着妻子和儿子在蒂赛德风景如画的乡村小屋度假一个星期。趁此机会，全家一起出行，并庆祝新生命诞生。一个阳光明媚的日子，他们在附近的自然保护区野餐，在小溪边的长凳上吃三明治。他的妻子建议他们走到水里，就在不远的地方他们沿着一条浅浅的岩石路走去。当开始在岩石上行走时，他感到脚站不稳，好像要摔倒似的。

加雷思突然想到，如果现在生活都已这么挣扎，几年后他该怎么办？他看着两个月大的儿子，想到他永远不能和儿子一起散步，没有机会跟儿子一起跳过石头，一起踢足球，也不能做普通父亲和孩子们一起做的事情。他只能坐在轮椅上，残疾而无助。这一刻的想法瞬间毁掉了原本田园诗般的家庭庆祝，他开始陷入无尽的恐惧。

他说："我对未来的所有梦想突然间都被夺走了，不知道该怎么办，对我来说，这是一个非常悲惨的时刻。"

然而，5年过去了，加雷思显然已走出绝望，事实上，他说自己比以前更幸福了。他认为正念冥想改变了他的生活，作为其最具影响力的倡导者之一，他拥有自己的网站，在推特上有超过6万名关注者。我准备与他会面，以了解更多关于他难以置信的转变。

加雷思开车到他的家乡巴恩斯利的火车站接我，这是位于约克郡中心的前采矿小镇，当时是午饭时间。1月非常寒冷，他开车穿过冰雪覆盖的田野，带我出城到西尔克斯通乡村。他抱歉地说，在巴恩斯利没有好吃的地方。

加雷思今年36岁，人看起来友好而质朴，灰色的眼睛，眼神坚毅，带着北方口音，穿着红色毛衣和牛仔裤，身材消瘦，但并不虚弱。聊到正念冥想，他说，如果讲它的好处一整天都说不完。我们到达午餐地点后，他找到残疾人通道，然后用拐杖辅助走过从停车场到咖啡厅的短短一段距离。

准备妥当后，我问加雷思是如何发现正念冥想的。他说，在那次小溪边散步后不久，有人把正念推荐给他，用来应对被确诊后的压力。当时他听说过这个词，但还不知道该如何冥想，以为只是一些嬉皮士的行为。于是，他阅读了美国作家乔恩·卡巴金（Jon Kabat-Zinn）写的关于正念入门的畅销书《身在，心在》（Wherever You Go, There You Are）。

他冥想的方式相当随意，一次5分钟。闭上眼睛，数着呼吸。如果在数到10之前脑海里出现想法，他会重新开始计数。起初没有什么异样，但几个月后，他注意到了变化。

**自愈力的真相**
Cure

# 如何合理看待
# "正念冥想"?

如果说诺贝尔生理学或医学奖获得者伊丽莎白·布莱克本在她研究的端粒领域是越过了精神病学和生物化学之间的峡谷，那么卡巴金面对并越过的裂隙可谓更宽广。卡巴金来自马萨诸塞州，是一位分子生物学家，同时也是瑜伽教师。他确信他所从事的冥想可以帮助那些连医师也无能为力的人，例如，那些临终前的人，或被疼痛折磨的人。但他知道医生永远不会开出"禅修"这个处方。有一天，他在静修处冥想时，突然有个想法，将正念剔除其宗教因素，使其适用于医疗。

1979 年，他开发了一个为期 8 周的课程，其中包括正念冥想原理以及放松技巧和哈他瑜伽，他称之为"正念减压疗法"（mindfulness-based stress reduction，MBSR），并在马萨诸塞大学成立了一个诊所。特鲁迪·戈德曼（Trudy Goodman）说："他告诉医院的医生，把你们认为没有希望的患者介绍给我。"特鲁迪·戈德曼经营名为"顿悟洛杉矶"的机构，也就是上次我在圣莫尼卡海滩参加的佛教团体，那段时间她曾与卡巴金一起工作。人们参与其中，并不知道会发生什么，其中有些人的痛苦减轻了，有些人平静地离开了世界。

当时，冥想还是一种很冒险的应对策略。戈德曼说，当时人们说"这样做会淡化教义，毫无用处"。从佛教中提取正念闻所未闻，但从此冥想实践从一种宗教方式转变为一种文化现象。

自从卡巴金创办了自己的诊所，2 万多人完成了 8 周课程。MBSR 出现在无数报纸杂志，以及包括奥普拉·温弗莉脱口秀在内的电视节目。美国国家卫生研究院数据显示，目前有将近 1/10 的美国成年人在冥想。有一本专门的杂志叫《正念》，还有许许多多 APP。在亚马逊上搜索"正念"，可以找到近 1.9 万本书籍和 DVD，从心灵之旅到实用减压法，甚至有适合小孩子的练习。从硅谷到美国国会大厦，关于正念的会议和讲座也如火如荼到处开展。

因为正念在很大程度上有别于传统宗教，从而为科学研究正念的潜在益处打开一扇大门。目前，已有数百项基于正念疗法的随机对照试验。系统评价和荟萃分析一致认为，MBSR 可以减轻慢性疼痛和焦虑，缓解压力，提高癌症患者的生活质量。

正念如此迅速地普及让有些人有些担忧。一些佛教专家控诉说，正念已经被商业化，失去其精妙之处。心理学家警告，越来越多自诩为专家，实则没有资质的教师在讲授正念课程，新闻标题中也描述弱势参与者参加冥想的一系列悲惨后果。例如，在亚利桑那沙漠实践的某项课程里，参与者在缺乏食物和水的情况下坚持冥想很长一段时间，之后在"汗蒸屋"参加一个仪式，最终 3 人死亡，18 人由于中暑导致肾功能衰竭住院。

同时，新墨西哥大学社会学家克里斯廷·巴克（Kristin Barker）把这项活动看作负疚之旅，她将正念冥想描述为"时刻自我医治"。她强调卡巴金的建议，冥想"因为有意义，所以生活依赖它"。她警告说，如果把有负面想法的人看作思想需要治疗的患者，那么健康需要时时刻刻进行正念，如果没有达到这种幸福的状态，我们就会觉得自己是失败者。


加雷思对最后一点一笑置之。他说"没有人能时刻保持正念"。然而，经过几个月每天 5 分钟的冥想，他开始觉得更容易活在当下。他对于爬楼梯这种身体的挑战变得更有耐性，也不那么容易沮丧了。他说，"如果不能走得太远，那就停留在当下，事情就容易多了。"之后，他开始更长时间的冥想，并声称益处多多。

他解释说，多发性硬化症患者大部分痛苦来自过去或未来。确诊之后，各种关于过去想法和对未来的恐惧折磨着他，比如他曾经热爱的工作、闲逛，这些他以后再也不能做了；由于失明，他将看不到孩子的长大；他将承受难以忍受的疼痛。

他每天必须一次又一次摆脱那些想法，规律的正念训练能够帮助他。"我是一个 36 岁的男人，未来 10 年我该怎么办？事情已经发生了，但不能让它进一步发

**自愈力的真相**
Cure

展。"如果能停留在当下，专注于周围发生的事情，大部分痛苦将消失，生活也会变得美好。

加雷思现在每天冥想半小时。他定好闹钟，坐在床上冥想，要么专注于自己的呼吸，要么戴着耳机，把注意力集中在音乐上。他也试图将正念融入生活。"如果我的儿子上来打断我，他就会变成我冥想的对象。"这意味着，他不让自己在这时候分心，而是把所有的注意力都放在儿子身上。

加雷思认为，正念除了帮助他享受和感悟当下的生活（包括与孩子在一起的时光），也让他变得更加宽容和共情。当你注意到某些东西，比如爱人的皱眉，你可以感同身受，但正念的重点是关注看到的事物本身。

正念也帮助他应对疼痛。加雷思患有脊椎神经痛，强烈的刺痛像冰锥刺进脸颊。这些预示着病情恶化。他给我讲了一则佛教故事，是关于疼痛的两层含义：肉体上的痛苦，以及人生历程的痛苦。这个比喻让我想起之前遇到的烧伤患者，他们的痛苦被焦虑和恐惧放大。但是，正念冥想者通过积极面对痛苦转移情绪，而不是通过冰雪世界这样的方式来分散注意力，远离痛苦。

加雷思解释道："接受痛苦，拥抱痛苦，与痛苦和解，拥抱它。听起来很疯狂，但确实很有效。痛苦发作造成的影响远不止如此。"

疲劳是什么？对多发性硬化症患者来说，通常是一个大问题。加雷思说，没有开始冥想前，他经常感到疲惫。现在，变成有规律地忙忙碌碌，既要处理亲子关系，还要正常应对自己的状况，他现在的工作是办公室文员，并依然运行他的网站以及与正念相关的推特账户。

他说："有些人认为冥想是在消磨时间，但事实恰恰相反。冥想是一个时间提供者，因为冥想时并没有把时间浪费在无用的事情上。如果没有冥想，我不可能过上现在的生活。"

直到与加雷思交谈，我才确定抓住了冥想的真谛。它不是权宜之计，需要数小时的定期练习，更多的试验，才能确定到底有没有用，作用有多大。

在这白雪皑皑的约克郡山谷，我吃着三明治，听这位父亲和警察描述他日常的痛苦、压力和恐惧，禁不住想：如果正念能使他有勇气甚至快乐地面对自己的心魔，那么它一定是非常强大的工具。

后来，我问加雷思在想什么。他告诉我，2011年刚开始冥想不久，他被诊断为更严重的进展型多发性硬化症，病情不再是周期性发作，而是不断恶化。但大约5年后，医生对他的状况感到惊讶，因为他的病情基本稳定，没有恶化。

加雷思说，当他向医生建议"冥想练习可能会减缓病情的进展"时，医生们"鄙视地看了他一眼"。但他坚信正念是一个因素。"我患进展型多发性硬化症5年，病情本该比现在更严重。"

加雷思还说，无论正念是否影响他的疾病的进展，单单心理上益处就值得。因为患有疾病，相当高比例的患者出现抑郁症状，但是加雷思坚持认为，他现在比他一生中任何时候都更快乐。经过咖啡厅时，他说："我的幸福是美好的。多发性硬化症使一些事情变得非常艰难，但我喜欢专注于美好的事物，我仍然拥有很多。"

他回忆起自己和宝贝儿子一起走到小溪边的那天：当时，对未来的恐惧使他陷入绝望的漩涡，一天的幸福被一个想法彻底抹去。他说，如果现在发生这种情况，他会说："好吧，这只是一个想法而已。我会努力走到小溪边，并享受那一时刻。"

2月一个阳光明媚的早晨，我待在一个满是陌生人的房间，身体不自然地抖动。这是位于英国埃克塞特大学的心境障碍中心，这里的人和我一样希望摆脱紧张，而正念可以使他们摆脱抑郁症，走出绝望。

这门课程叫作正念认知疗法（mindfulness-based cognitive therapy，MBCT）。该疗法由牛津大学的马克·威廉姆斯团队开发，它在很大程度上是基于MBSR，但重点是针对抑郁症。传统医疗观点认为，抑郁症是由于大脑中的化学物质失衡引

**自愈力的真相**
Cure

起神经递质血清素缺乏所导致。大多数抗抑郁药能提高血清素水平。但药物仅能帮助 1/3 的抑郁症患者，正如我们已经知道，药物起作用在很大程度归功于安慰剂效应。和大多数药物一样，抗抑郁药物也有副作用，如肠道症状、性功能障碍，甚至自杀倾向。

心理疗法越来越多地被应用。其中研究最多的是认知行为疗法（cognitive behavioural therapy，CBT），心理治疗师通过与患者交谈，了解他们的生活和存在的问题，帮助他们识别消极的、无益的思维模式，并改变它们。MBCT 结合正念和一些 CBT 的原理，现在已快速应用开来。CBT 是给已患病人群进行急性治疗，而 MBCT 是作为一种工具，在日常生活中用于保持健康。当天的课程是为那些已完成课程的人准备的复习课，由心理学家威廉·凯肯（Willem Kuyken）和艾利森·埃文斯（Alison Evans）主持。

这里有 30 个人，年龄和背景不同，他们都曾患有反复发作的严重抑郁症。埃文斯带我们进行一些不同的练习，每次通过敲打谐振金属碗来强调练习。专注于呼吸后，关注身体和全身感觉，然后是快速地抖动身体。其理念是，关注自己身体的运动有助于专注当下，而不是陷入对过去或未来的担忧。

身材高大、五官轮廓分明、性格热情的凯肯在研讨班教室前面说："这一刻尽力寻求安全感吧！如果能应对当下，必能重塑未来。"学员们将这一原理积极运用于日常生活，例如散步时，把注意力只放在树和天空或呼吸上，以此来摆脱严重威胁他们的负面思想。另一个窍门是，使用日常小提示，如红色交通灯、开冰箱时，提醒人们意识到并注意周围环境。

到目前为止，MBCT 的试验结果令人印象深刻。发表于 2000 年和 2004 年的研究报告提及，威廉姆斯团队发现，MBCT 可使复发性抑郁症患者的再次复发率降低一半。这种治疗已被推荐给英国国家卫生与保健研究所。2008 年，凯肯进一步研究发现，与接受药物治疗的患者相比，接受 MBCT 治疗的患者症状更少，生活质量更高，且复发率更低。

**维基** 女 43 岁 抑郁症 ─────────────────────

43 岁的维基个子矮小，但很务实，她已被抑郁症折磨了 20 年。她说："我讨厌抗抑郁药，也一直在尽力摆脱抑郁症，然后继续生活，试图忘记那段时光。然而一件小事可能成为导火索，使我再次坠入抑郁的深渊。"而每一次复发都比之前更糟。情绪低落的时候，她连续几天不想起床。

两年前，维基完成了这门课程，帮她注意到一些警告信号，例如经常觉得累，睡眠质量下降，一直感到焦虑，这预示她处于抑郁复发的边缘了。她说，"以前我不知道为什么会突然堕入抑郁的深井，现在我更加留意自己的感受，就像一架安全梯子可以帮我从深井里爬出来"。

**苏** 女 33 岁 抑郁症 ─────────────────────

参与者是 33 岁的苏，一位攀岩爱好者，她曾经是一名很有前途的海洋学家，后来因为工作上受欺负，诱发了严重抑郁症。她说，"如同开关一按下去，我情绪激动，心跳加速，全身出汗，恶心，无法走出这一困境。"10 年前，接受抗抑郁药物治疗一段时间后，她发誓再也不想服用药物。"抗抑郁药物真的很难摆脱，并且有可怕的副作用。它并不能从根本上解决问题。"

找凯肯治疗之前，苏进行过一个疗程的 CBT 治疗。她说："通过 CBT 治疗，尽力摒弃摇摆不定的想法，容易导致不断自责，认为自己的感觉是错的。而正念让我对任何事情都能如释重负，更好地接受，也让我认识到这不是我的错。"她确实也有些顾虑，例如作为一名科学家，脑海里不断涌现的想法对她的创新能力很有必要，但她把正念比作另一个试验。"如果我无事可做，就做 3 分钟的呼吸练习，然后再试一次。它产生的作用令我感到惊奇。"

**自愈力的真相**
Cure

**安　女　57 岁　抑郁症** ──────────────────────

57 岁的安，满脸皱纹，却把白发梳成马尾辫。她大部分时间被反复发作的抑郁症折磨。她偶尔有自杀念头，她认为，没有她，孩子们会过得更好。她也厌恶服用抗抑郁药物。她说："抗抑郁药物不只消除负面情绪，也消除所有的情感，使我失去活力。"现在，她每天冥想，相信它会帮助她在不服用药物的情况下活得更好。"我已意识到，思想不会伤害自己。"

当我问到 MBCT 给她的生活带来多大不同时，安的回答很简单："我还活着。"

课程结束后，我和凯肯坐在他洒满阳光的办公室，他告诉我，希望 MBCT 也能帮助患有其他精神疾病的患者，如慢性焦虑患者、社交恐惧症患者或进食障碍患者。他认为正念基本上可帮助所有的人应对现代社会的需求。

他说："我们的生活越来越自动化，孩子们出现精神障碍的年龄越来越小。"如果不懂得适当控制，过分依靠电子邮件、手机和网络等是有害的。"我们需要不断处理新数据，因此很难注意自己的意识。对周围发生的事应该深思后再回应，而不应盲目。"

但首先，他希望在研究 MBCT 对复发性抑郁症患者的益处方面，能够积累更有利的证据。写这篇文章时，他与同事们刚刚发表了一项对 400 多名患者随访 2 年的试验：与抗抑郁药物相比，MBCT 可以减少抑郁症复发率。通过与以前的试验对比，接受一个疗程 MBCT 治疗的患者与依靠药物治疗的患者相比，复发率减少 24%。

凯肯说："全球有数以百万计的抑郁症患者，如果能给他们提供代替抗抑郁药物的办法，那就太有意义了。"

从开始进行这方面研究到现在，他经历了漫长道路。2000 年，对冥想感兴趣一段时间后，他提心吊胆地"走出舒适区"，开始学习 MBCT。威廉姆斯也说，他最初担心，研究冥想可能会破坏他的学术声誉，"进行第一次试验时，我们原以为会受到巨大的质疑，团队中的一部分人担心我的职业生涯可能会受到影响。但是科学家们对此真的很感兴趣"。

这种积极的态度在很大程度上得益于最近一系列研究结果，它们促使科学家正确对待具有明显躯体效应的正念现象。为此，我去了马萨诸塞州首府波士顿见一位女士，她在冥想对大脑作用方面的研究令人称赞。

## 萨拉·拉萨尔　女　中老年　膝盖损伤 ————————

"我曾经认为'身心一体'的说法荒谬。但经过一个月的瑜伽课，我入迷了。"

哈佛大学的神经科学家萨拉·拉萨尔（Sara Lazar）光着脚，盘腿坐在椅子上，她凌乱的头发已经灰白，但仍有青少年般的活力和热情。她经常笑，语速很快，以至于常跳过一些词。"它震撼了我，让我能看到更多的方式，而不仅仅是伸展运动和训练。"

我们在位于波士顿海军基地的拉萨尔办公室见面，除了她书桌上的一个架子，一切都很平常，架子上面有一个高大的、插满粉色鲜花的绿色花瓶，一座青铜佛像，一个银制的瑜伽姿势的舞者雕塑——身体前倾，一条腿伸直，另一条腿弯曲。她说："我在做这个瑜伽姿势的时候，我感受到了'顿悟时刻'。"不像平常那么费力挣扎，而是很放松地就到了那个状态，她笑着说："我多走了7厘米，相比压力和紧张，放松让你走得更远。"

在读研究生时，拉萨尔研究细菌遗传学。由于在马拉松训练时伤了膝盖，暂时无法跑步，她开始做瑜伽来保持健康，瑜伽的效果令她惊讶。和加雷思一样，她觉得自己的想法不一样了。"这改变了我对事情的看法。"她说。她觉得自己变得更平静，更富有感情和同情心，也更容易理解不同的观点。"我住在波士顿，那里有很多疯狂的司机，我意识到自己不必和他们生气，他们可能很着急，也可能压力很大。"

**自愈力的真相**
Cure

因为对自己的大脑发生了什么非常感兴趣，拉萨尔从细菌学专业转到神经科学。她接受了磁共振检查的培训，在波士顿医学中心，医生用同样的技术来成像丹尼尔大脑中的囊肿。在磁共振检查设备周围狭小的区域做瑜伽是不可能的，因此她研究冥想的相关练习。

她形容自己进入身心医学世界的决定"勇敢而疯狂"，她说，每个人都觉得她很可笑。19世纪90年代末，冥想被看作跟嬉皮士一样，是与毒品有关的实践，对科学研究来说不合适。但在同一时期，美国国家卫生研究院创建了"补充和替代医疗国家中心"，该中心安慰剂研究员特德·卡普特丘克同时受聘于哈佛大学。这给了拉萨尔做这个课题的信心，并且会得到基金资助。

其他研究者已经在研究冥想如何影响大脑活动，尤其是美国威斯康星–麦迪逊大学的神经学家理查德·戴维森（Richard Davidson）。戴维森发现，与学生志愿者相比，当僧侣冥想时，高频大脑活动（γ波）增加程度比神经科学家曾报道过的更明显（健康大脑）。

大量出现的γ波表明，当僧侣冥想时，他们的大脑神经元活力和协调能力明显增强。左前额叶大脑皮层也很活跃，这一区域与积极想法和情绪有关。结果很奇妙，经验丰富的冥想者能明显地在正常经验领域外控制意识状态。

但拉萨尔做了不同的事情。她确信瑜伽练习不仅会引起短暂的意识状态改变，而且让大脑思维模式形成永久性转变。她说："我知道大脑已经改变了。"她研究大脑的形态结构，而不是看大脑的活动。她没有研究僧侣，而是研究波士顿的"普通人"：一名治疗师，一名厨师，一名律师，一名IT人员，他们每天练习冥想，很有经验。

为了向我展示她的研究发现，拉萨尔在电脑屏幕放了一系列扫描图像。她在职业生涯中见过成千上万的扫描图像，但看了屏幕上的人类头颅，她依然充满好奇。"能得到如此清晰的大脑图像，令我震惊，"她说，"有一些看起来很清晰，太神奇了。"

我们在影像里所看到的令拉萨尔感到震惊，但是不能看到的东西也打击了我。关于这个人，这些复杂而详细的结构却不能告诉我们，他关心什么，他的初次记忆，喜欢的音乐，厌恶的食物。距离我们真正了解大脑，依然有一段艰难而漫长的道路。现在，这些黑白影像是我们窥探其秘密最好的窗口，冥想会留下什么痕迹呢？

2005 年，拉萨尔发表了她的研究结果。与对照组相比，冥想者的大脑皮质（包括前额皮质）增加了约 0.1 毫米的厚度。拉萨尔说："变化很微小，但却有重大意义。"这足以表明，冥想不仅是一种短暂的状态，还可改变大脑的解剖结构。

"这让人震惊。"拉萨尔说。科学家们仅发现成人的脑部能够改变，以应对环境变化。人们一直认为，成年后，大脑开始衰退，神经元会死亡，但它们不能再生。但 1998 年，老年癌症患者死亡后，对他们的大脑进行分析，结果表明，即使在生命的尽头，也有新细胞生成。

> 新的研究显示，每个人，无论是小提琴家还是出租车司机，都可以通过新细胞和连接增加相关的脑部区域，如同通过锻炼增加肌肉一样。拉萨尔的研究表明，冥想也可以做到这一点。

也许这是第一次能够解释冥想如何永久地改变心理状态和生理机能。

随后，其他研究人员对几种不同的冥想报告了相似结果。但仍然有一个问题，正如拉萨尔所说，这些研究可能给人留下"冥想者很怪异"的印象。选择冥想的人也许会有特别的生活方式，例如他们中许多人是素食者，这可能会影响他们的大脑，或者拥有特殊类型大脑的人更有可能进行冥想。为了证明是冥想造成了这些变化，必须找一些从未冥想过的人，并观察冥想怎样影响他们的。

拉萨尔做了，并于 2010 年和 2011 年发表了研究结果。与对照组相比，进行了 8 周 MBSR 课程的人，大脑灰质（包括海马体）增加，而灰质参与学习、记忆

**自愈力的真相**
Cure

和情绪调节。他们感到压力减轻了，这种变化伴随着杏仁核中灰质密度的降低。

拉萨尔说"这很重要"。正如前面所讲，长期压力和抑郁使人的海马体和前额皮质变小，使杏仁体变大并且更容易连接。仅经过 8 周训练，拉萨尔看到一些训练者正在发生相反变化。她的发现表明，冥想可使逆境变为顺境，增强人的抗压能力。

拉萨尔目前正进行一项研究，测试体育锻炼（也能减压）能否带来类似的变化。她也研究冥想对预防老年痴呆症的潜在作用。随着年龄的增长，海马体和前额皮质趋于萎缩（长期压力亦引起该变化），并导致认知能力下降。有研究提示，冥想可能有助于延缓这一过程。拉萨尔发现，年长的冥想者中最为显著的差异是大脑皮层厚度不同。其他研究小组发现，与对照组相比，冥想者的认知能力和灰质体积随年龄增长下降的速度更缓慢。

2014 年发表的一项研究中，拉萨尔发现，与对照组相比，瑜伽练习者和冥想者的流体智力（一种认知能力，类似于 IQ）随着年龄下降得更慢，他们大脑不同区域间存在更多的连接。她说："部分流体智力随着年龄增长而出现增长，这表明，冥想有助于大脑区域间保持相互联系。"

随着人口老龄化，美国国家卫生研究院努力寻找预防和治疗老年痴呆症的方法，拉萨尔的研究是其中的一部分。她当初研究冥想的决定可能显得疯狂，但现在她是这方面的权威之一。

## 正念可减少压力，
## 保护身心健康

我现在相信，在那些经常练习的人中，正念冥想至少可能改变大脑和想法。但我还是想知道：这些减压的效果是否能影响人们的免疫系统？能否有助于减缓像多发性硬化症这种自身免疫性疾病的进展？

现在，越来越多的人认为，压力导致慢性炎症，从而加剧自身免疫性疾病的进展。2004 年，一项对英国医学杂志发表的 14 项研究结果进行的荟萃分析显示，"复发–缓解型"多发性硬化症中，压力生活事件和再次复发之间有"一致的"和"有临床意义"的联系。例如，荷兰的一项研究随访了 73 名多发性硬化症患者，结果发现像裁员、亲友死亡等事件发生后的一个月，病情恶化的风险加倍。

2012 年，一项对 121 名"复发–缓解型"多发性硬化症患者进行压力管理治疗的随机对照试验，结果显示，压力管理组的新发脑损伤（疾病进展的一个敏感标记）比对照组少。这种效果类似于在同等的新药实验中所见到的效果。但治疗结束后，治疗效果并没有持续多久。6 个月后，两组之间没有任何差异。

通过长期的练习，可能会有更持久的效果吗？现在大量的研究表明，正念冥想确实出现了减少人体生理压力的迹象，如皮质醇激素和炎症标志物。与此同时，一些小的研究，包括埃莉萨·埃佩尔和伊丽莎白·布莱克本研究的 3 个月的冥想，结果提示，冥想可以保护甚至延长端粒，可能会延缓细胞衰老。

这是一个戏剧性的发现，但并非每个人都信服。韦恩州立大学的肿瘤学家和替代医疗评论员戴维·戈尔斯基（David Gorski）警告说，关于冥想的早期结果被夸大了，因为冥想与其他心身疗法一样，是不可能进行双盲试验的。"你在严格地进行吗？"他问道，"这很容易误入歧途，就像诺贝尔奖获得者也并非绝对正确。"

布莱克本回应说，一些科学家对研究冥想的观点仍感到"非常不舒服"。她一直强调，到目前为止，她的研究只是初步的，但人们"看到报纸上的标题却恐慌"。为了说服持怀疑态度的人，她必须进行更大规模的研究展示这种效果。她和艾培尔现正对 180 余名自闭症儿童的母亲进行为期两年的试验（莉莎是其中之一），以观察正念课程是否有助于保护其端粒免受压力的影响。

其他关于冥想对身体健康影响的证据是混合性的。卡巴金在 1998 年报告说，常规治疗联合 MBSR，可使自体免疫性皮肤病银屑病更快被清除。其他试验也表

**自愈力的真相**
Cure

明，MBSR 能提高人体对流感疫苗的应答反应，从而减少人们在冬季患感冒的次数。但仍需要大量重复性试验，以证实这些研究结果的可信度。

目前，很少有关于多发性硬化症的正念研究。2014 年的一项荟萃分析仅找到 3 个试验，结果表明正念对生活质量、心理健康以及抑郁、焦虑和疲劳有显著的益处。目前还没有人直接研究疾病进展，但此次荟萃分析的作者，格拉斯哥大学医疗和健康中心的罗伯特·辛普森（Robert Simpson）说，这是他将来研究的方向。

# 良好的人际关系有助于修复
# 自身基因缺陷

位于中美洲哥斯达黎加西北部的尼科亚半岛是地球上最美丽的地方之一，位于尼加拉瓜边界南部，有广阔的牛牧场和热带雨林，毗邻太平洋。沙滩上随处可见悠闲自在的外地游客，他们有的在海上冲浪，有的在做瑜伽，有的在默默地冥想。

对当地居民来说，生活却并非如此诗情画意。他们生活的小村庄，基础设施非常薄弱。例如，电力资源非常有限，道路交通设施更是破败不堪，旱季道路常常尘土飞扬，而雨季却泥泞得无法通行。当地的男人们主要靠捕鱼、耕种或在大的牛牧场出卖劳动力谋生，女人们通常靠燃木的火炉做饭。然而，尼科亚半岛却远近闻名，吸引着来自世界各地的科学家们的目光。

2005 年，尼科亚的秘密被哥斯达黎加大学的人口统计学家路易斯·罗塞罗·比克斯比（Luis Rosero-Bixby）发现。他在统计哥斯达黎加人口数据时发现，这里的居民平均寿命惊人的长。一般来说，生活在世界上相对富有的国家的人民，会有较长的生存寿命，因为他们生存条件优越，过着最舒适的生活，享受着最好的卫生保健服务，并且面临最低的疾病感染风险。但富裕地区的居民平均寿命却不是最长的。

哥斯达黎加的人均收入只有美国的 1/5，这里的居民生活在具有相对较高疾病感染率和儿童夭折率的村庄，但这些村庄的人均寿命却极长，而这一效应在男性群体最突出。比克斯比发现，60 岁的男性可以再活 22 年，略高于西欧地区和美国。而年龄 90 岁的人，则可以再活 4.4 年，这比世界上其他任何国家的预期寿命都长 6 个月。

这种效应在尼科亚半岛表现得更加突出，在那里，60 岁男性的预期生存寿命还有 24.3 年，比有着长寿美名的日本人还长 2~3 年。尼科亚半岛是该国最贫穷的地区之一，所以他们长寿的秘密不可能归功于更好的教育或医疗服务，肯定有其他因素。

另外一位研究长寿的专家是来自塔林（Tallinn）爱沙尼亚人口研究所的米克尔·普兰（Michel Poulain），2006 年和 2007 年，他与记者丹·比特纳共同前往尼科亚半岛调查有关比克斯比的发现。普兰和比特纳受雇于美国国家地理学会，其目的在于寻找世界各地的被他们称为"蓝区"的长寿地区，并试图探索其长寿的秘密。其他长寿地区如意大利的撒丁岛和日本的冲绳。

在尼科亚半岛，普兰和比特纳遇到已 100 周岁的老人拉斐尔·安杰利诺，他仍旧可以独立收获玉米和豆类谷物，同时还饲养着牲畜，而他的妻子比他年轻 40 岁。他的邻居是 99 岁的弗朗西丝卡·卡斯蒂略，她可以自己去砍木材，并且每周两次步行到 1.5 千米外的城里。还有 102 岁的奥菲利娅·戈麦斯，她和她的女儿、女婿和两个外孙住在一起，比特纳访问时，她还能背诵长达 6 分钟的聂鲁达的诗。他们看到的所有高龄老人都精神焕发，并积极参加社会活动，尽管他们的年龄令人感到惊讶。

普兰和比特纳列出一些用来解释尼科亚半岛长寿秘密的可能因素，例如即使年老，他们仍有着积极的生活态度，有虔诚的宗教信仰；虽然电力资源匮乏，但却让他们有充足的休息和睡眠，他们平均睡眠时间达 8 小时；他们饮用含钙丰富的水（对心脏有益），吃一些具有富含抗氧化作用的水果。

虽然这个调查看似非常有趣，但它仍旧不能解释问题的关键。因此，比克斯

**自愈力的真相**
Cure

比开展了另一项研究，旨在探索其中奥秘。他与斯坦福大学的流行病学家大卫·雷科普夫（David Rehkopf）合作，抽取约600名哥斯达黎加老人的血样，其中包括来自尼科亚半岛的200多人，他们将血样送到旧金山伊丽莎白·布莱克本的实验室。在那里，他们测量了这些血样的染色体端粒长度，假如尼科亚半岛居民确实衰老得更慢，在这些染色体端粒中应该有所发现。

2013年，该团队的研究报告指出：尼科亚半岛居民的染色体端粒确实比其他哥斯达黎加人的长。他们令人惊讶的预期寿命并非一个单纯的统计现象，而是一种可能真实存在的生物效应，他们的细胞看起来年轻且充满活力。这种生物效应似乎像经常参加体育锻炼或者戒烟等行为因素引起的机体功能改变。

为了探究尼科亚半岛居民的端粒相对较长的原因，研究者调查了当地居民的身体健康状况和受教育水平，以及日常饮食（包括鱼油等）的具体情况，比克斯比和雷科普夫分析了所有可能对此造成影响的因素。研究结果认为：饮食因素似乎没有明显区别，并且尼科亚居民比其他哥斯达黎加人有着更糟糕的健康状况，如肥胖和高血压。他们相对较慢的衰老速度似乎不是来自基因影响，假如离开当地的居住环境，他们将失去长寿的优势；也不是财富因素，因为更富有的人实际上往往具有更短的端粒。

然而，比克斯比和雷科普夫发现了一些重要的相关因素，尼科亚半岛居民比其他哥斯达黎加人生活得更加温暖，很少有孤独的生活，他们每周有很多时间与孩子相聚，而这种社会关系似乎至关重要。染色体端粒长度差异在缺少与亲人相聚的尼科亚半岛居民中更加明显，假如他们独自生活，他们将完全失去长寿优势。

研究还发现，尼科亚的居民与哥斯达黎加首都圣约瑟的居民相比，他们对家庭有着更强的心理依赖。因此比克斯比和雷科普夫推测：密切的家庭关系可能保护尼科亚居民免受生活压力，否则他们的染色体端粒可能会缩短。尽管他们生活贫穷，但强烈的社会纽带关系使他们保持年轻。

这是一个令人震惊的发现，但需要收集更多的关于尼科亚居民社会关系的详细数据进行研究。普兰说，这个理论和他观察到的结论一致，他和雷科普夫都强调：对长寿的影响不可能是单一因素，正如尼科亚半岛居民一样，是由遗传因素和环境因素相互影响的结果。也正如他在其他的"蓝区"看到的，人们之间具有异常强大的社交网络联系。"社会层面的联系至关重要，"他说，"这些对老年人有着巨大影响。"

这种理论也得到了几十年来普遍存在的社会现象证据的支持：社会关系的逐渐淡漠和丧失，正使人口寿命缩短。

## 卢皮图·克雷达　女　69 岁　视听障碍

69 岁的卢皮图·克雷达居住在伦敦的南部地区，这里的路面石板和混凝土墙壁是简陋和单调的灰色。我和一名来自英国老年慈善组织的工作人员一起去探望这位老人，这些志愿者的主要工作是与失孤老人聊天。通往卢皮图住所的楼梯通道布满了灰尘和蜘蛛网，她的门上安装了多把门锁。

卢皮图热情欢迎我们的到来，并招呼我们在她厨房里一张简洁的木桌旁坐下。她的公寓干净而整洁，房间的墙壁是温暖的橙红色，厨房有一套老式炊具，厨房的储物架上摆放着一堆录音带，一些南瓜和蔬菜，还有一个南美风格的木偶娃娃。卢皮图穿着睡衣和一件褐红色的宽松长袍，她认为宽松的衣服在初秋季节更舒服。她有着曼妙的姿态和高雅的气质，但她厚厚的灰发和凹陷的眼睛映衬出她生活的乏味和精神的孤单。

卢皮图在智利的圣地亚哥长大，从小的愿望是成为一名优秀的记者。1973 年，独裁者奥古斯托·皮诺切特（Augusto Pinochet）在美国政府支持的政变中掌权后，她参与了抵抗运动，出版关于政权暴行的小册子，在抵抗运动中她的同事被监禁，她父亲受到酷刑，而她则在 1978 年被联合国解救并送往英国。

在英国，因为英语较差，她不能再继续当记者。通过一段时间的学习后，她

**自愈力的真相**
Cure

找到一份在当地市议会作为社会服务者的工作。她爱好阅读、绘画，但她最钟爱的是旅行。因此，她离开了英国，先后访问了斯堪的纳维亚、印度、中国、埃及、爱尔兰、拉丁美洲等。"我喜欢在世界各地和当地的人一起生活，"她说，"在不同地域感受不同的生活和文化。"

卢皮图年轻时，曾遭受弓形虫感染，致使她得了近视。寄生虫虽被控制，但完全毁掉了她的视力。因此卢皮图与爱人离婚，独自生活。在失明之前，她的生活可以完全自理，而现在她甚至不能做一份三明治，只能靠面包和奶酪简单生活。

"当在轮椅上度过一年后，我感到非常震惊。"她说。失明后，她重新开始了自己的生活，她把房间里每个角落和每处管道都触摸一遍，用心感知这个陌生的世界。她丢掉了所有非必需物品——所有的植物及她从世界各地收集的各式各异的帽子，甚至她还去掉了最喜欢的、从墨西哥带回的编织地毯，为了防止因它们而摔倒。她只保留了一些珍贵财产，包括她身后墙上的照片，尽管她不能再看到它：一幅英国画家霍华德·霍奇金（Howard Hodgkin）的作品，让人充满喜悦之情，仿佛通过窗台能眺望无边的蓝天。我说："这景象多么像是到了我卧室的窗台！"她笑了。

现在，卢皮图已经可以独立生活了。她学会了购物，打扫卫生，烘烤面包，如果有人帮她穿针引线，她甚至可以缝纫，但她仍对缺少社会交往感到苦恼。因为长期的弓形虫病，她感到自己的听力在逐渐衰退，加上视力缺陷，她觉得听力下降又使她与他人更加疏远。"人们通常把美丽和眼睛联系在一起，"她说，"但是与一个听力障碍的人相处是很讨厌的。"她认为，被他人孤立比单独一个人更痛苦，所以她避开社交活动，比如她孙女的生日聚会和她过去喜爱的演讲、音乐会。

现在，她到过最远的地方就是超市。"我独自一人已经很多天什么也没做了。"她说。她唯一的事情就是将电子书开到最大音量，她正在听布鲁斯·查特文（Bruce Chatwin）的《巴塔哥尼亚高原上》（In Patagonia）。她感谢我们当天的到访，现在她每周末会看望她儿子和家人，她说："下周我将一个人度过每一天，不过我已自己准备了食物和水。"

我问她对现在的生活有什么感触，有没有比她孤零零一人站在门口更加孤独无助的事，或者一些更使她伤痛的琐事，比如打不开抽屉，又或者一个客人的失约等。"我的生活就像一部戏剧。"她试图通过自娱自乐使自己开心，比如唱首 *What shall we do with the drunken sailor*。但是孤独将会改变人的思维模式。她说，"我最担心的是一些最蠢的事情"。

最糟糕的是，她感到她与周围的人和这个世界完全失去了联系。她提高了自己的音调并从口袋里拿出纸巾。"我完全可以感觉到它们就在我身边。"她厌恶那些她试图努力听到的消息和发生在其他地方的新闻，"你会十分沮丧，因为除了祈祷，你却做不了任何事"。

"对我来说，宇宙之间是相互联系和交流的，如果你一开始就失去了这些，那就预示着死亡"。

# 不做
## "人群中的孤独者"

越来越多的证据表明卢皮图是正确的。人们认识到：社会联系是生存的基础。20 世纪 50 年代初，密歇根大学的流行病学家詹姆斯·豪斯（James House）就开展了一项伟大的课题：调查整个城市居民的健康状况。

豪斯和他的同事追踪了密歇根州东南部特库姆塞（Tecumseh）的居民的健康状况。1982 年，他们发表了一项令人不安的报告，在调整年龄和其他风险因素后，报告指出，较少社会关系和活动的成年人在未来 10 年中死亡的概率是其他人的 2 倍。缺乏社会联系等因素将增加他们的死亡率。

6 年后，豪斯和他的同事们在科学杂志发表一篇分析报告，回顾了特库姆塞

**自愈力的真相**
Cure

的课题研究，同时也对格鲁吉亚的埃文斯县和瑞典的哥德堡数千名居民，还有一些实验室数据和动物实验等进行了后续研究。他们的结论是：远离社会对健康人，如同肥胖者缺乏活动并吸烟一样危险。证据的强度与美国政府在 1964 年将吸烟与肺癌联系在一起的报告级别相同。

豪斯的研究有着深远影响。科学家们开始意识到，心理状态可能影响健康，人们的社会联系可能等同于饮食习惯或吸烟这些物理因素一样对健康至关重要，这种理念具有革命性意义。并且，流行病学家发现了更多的证据支持豪斯的理论。2010 年，美国研究人员分析了 148 项研究，涉及 30 多万人，其结论是：缺乏必要的社会联系将使全因死亡 ① 风险加倍。这证实了豪斯的发现，至少在西方社会，缺乏社会联系与饮酒、吸烟一样有害健康，并且实际上比缺乏运动或肥胖更危险。

毋庸置疑，当我们与外界社会密切联系时，生活将变得更健康。例如有人为我们做饭，带我们去看医生，劝我们戒烟戒酒。这的确具有强大的效果。美国威斯康星大学的精神病学教授和心身医学研究员查尔斯·雷森（Charles Raison）说："那些有温馨的社会联系、丰富的社交生活及觉得自己完全融入社会的人，不容易生病，且寿命更长，这可能是世界上唯一最强大的行为发现。"

早在 1988 年，当豪斯和他的同事发表了具有里程碑意义的研究分析结论时，他们警告说，西方社会正在改变，这可能会对人群健康产生可怕的影响。他们指出：与 20 世纪 50 年代相比，美国成年人在 20 世纪 70 年代更加不愿意积极参加志愿者活动，不喜欢与他人建立联系，而是更热衷于独自生活。

结婚率和生育率的持续下降，意味着 21 世纪将有更多无配偶或无子女的老年人。"正如我们发现社会关系对健康的重要性，"研究人员警告说，"其流行程度和有效性可能正在下降。"

豪斯的预测是正确的，西方社会人口正在持续衰减。在过去的 20 年中，美国

---

① 一定时期内各种原因导致的总死亡，通常用于种群研究。

的家庭人口锐减。根据 2011 年人口普查，美国有 3 200 万人独自生活，27％的统计数据远高于 1970 年的 17％。1985 年，研究人员在美国做了一个抽样调查，当询问他们有多少知心朋友时，普遍的答案是 3 个；而当 2004 年重复这项研究调查时，25％的被调查者的答案竟然是"从来没有"。

当离开自己爱的人时，我们通常说这是一种伤害，你可能认为这样的描述是隐喻性的，但是脑扫描试验表明，它惊人的准确。

事实证明，有过被排斥或被孤立的经历，例如在游戏中被忽略，面对消极的社会信息，或看到已故亲人的遗像，这些都将激活与躯体疼痛时完全相同的大脑区域。当被社会抛弃或孤立时，我们不仅感到痛苦悲伤，还会感到受伤和受威胁。

同样，探究这种压力的研究者发现，当面对精神上的伤害时（例如被他人批评或拒绝），躯体产生的生理效应等同于身体受到某种外在伤害时所引起的生理反应。人们普遍恐惧在众人面前公开演讲。著名的"特里尔社会压力测试"是心理学家认为最有效的面对面测试工具，被测试者需要在一名极其严肃的考官面前演讲，被测试者与没有任何旁观者情况下完成同样任务的人相比，其压力反应完全不一样。

> 与外界缺乏社交联系，虽然表面看似不太严重，但随着时间的推移可能会产生巨大的伤害：即使在经典压力测试中得分相对较低，但孤独的人具有高基线水平的压力相关激素和炎症因子，这些物质与所有的健康问题都相关。社会联系似乎可以让我们在困境中得到保护，没有它，人们在面临困境时更易受到压力因素影响。

为何遭他人排斥和社会孤立会对我们产生如此巨大的影响呢？没有朋友可能会不愉快，但它不可能是关系生死的因素。"这也是我认识上有错误的地方。"芝

**自愈力的真相**
Cure

加哥大学的心理学家约翰·卡乔波（John Cacioppo）说，他是目前世界范围内研究孤独对人群影响最权威的专家。

2008 年，他在著作《自闭症》（*Loneliness*）中指出：在人类历史上，与社会脱离将使我们面临饥饿、掠夺或患病的风险。社会孤立就像死刑判决，它对生命有极大的威胁，就像我们面临饥饿、干涸或痛苦的威胁一样。如果已变得如此淡漠的人际关系再被剥夺，那么我们将只能与非生物体进行沟通和交流。就像汤姆·汉克斯在电影《荒岛余生》（*Castaway*）中饰演的角色，他与他所称呼为"威尔逊"的排球有着深厚的感情和交流。

但也不必因陷入孤立无援的困境而感到寂寞无助，如果内心没有爱，即使被众人包围，或身处美好的大学时代，或在拥挤的公共汽车上，又或拥有幸福的婚姻生活，你将仍会感到孤独。毕竟当你内心对社会充满敌对情绪时，与真正的孤独同样危险。

因此，孤独并非取决于我们有多少身体接触，而是我们是否用心感知世界。你可能只有一两个亲密的朋友，但如果你内心感到满意和温暖，那就不必担心孤独对你健康的影响。卡乔波告诉我们："如果你坐在那里就感觉受到别人的威胁，感觉孤独地活在世界上，这可能是你逃避社会的一个借口而已。"

随着社会的发展，这种"人群中的孤独者"成为现代社会越来越严重的问题之一。西方国家的研究表明：20%～40%的成年人在多数时间感觉自己是孤独的，其中感受最深的是大学新生。当周围环境发生变化时，大多数人可以很快适应新环境，但报告称 5%～7%的人因不能融入新环境感到强烈或持续的孤独。

他们陷入这种困境的一个原因是，孤独像慢性疾病一样长期占据着他们的意识，这将使人们对可能的外在威胁变得更加敏感。孤独的人对社交活动的评价越来越负面，对他人的信任度持续下降，对他们的判断变得更苛刻。诚然这也是合乎逻辑的一种演变过程，在敌对的心理情绪下，警惕背叛和发现潜在伤害是最重要的心理活动，最终也让孤独的人更不愿意接触他人和社会。卡乔波认为：这种心理状态也将使他们的社交能力遭到破坏，让他们专注于只满足自己的需求，忽视甚至牺牲别人的利益。"当和孤独的人交谈时，你会觉得他们仿佛在肆意享受免费的晚宴一般，"他说，"从不会让人感觉愉悦和畅快。"

## 生存环境和对环境的认知，都会影响身体健康

关于我们的身体如何受心理行为的影响，卡乔波在 2007 年发表了一项研究报告，提出一种全新的理论。他提出，压力因素，特别是社交压力不仅影响大脑，它还将影响我们的 DNA。

在 230 名老年芝加哥人群中，卡乔波筛选出经受孤独多年的 8 名老年人，其中 6 人最严重，但他们声称有很好的朋友和社会交际。他将血液样本送给洛杉矶加利福尼亚大学的分子生物学家史蒂夫·科尔（Steve Cole），科尔将对这些标本进行基因组学检测。基因表达在不同细胞中不一样，科尔主要分析了具有免疫作用的白细胞，因为这些细胞无论在引起炎症或产生抗体方面，对健康都至关重要。

芝加哥人群的社交观念对于他们的基因表达有着惊人的影响。在人类 2.2 万个基因组中，科尔发现，超过 200 个基因表达具有显著差异，它们被激活后将产生更多的特异性蛋白，而不表达时这种蛋白明显缺乏。人类基因的表达会因极少数突变而不同，科尔说。令人震惊的是，这在芝加哥人群中成了普遍的表达模式。

孤独的人大多数基因会上调参与炎症反应的作用，而少数基因下调在抗病毒反应和抗体产生中起作用。在善于交际的人群中，往往现象相反，他们基因调节的生物效应主要是对抗病毒和肿瘤细胞，很少参与炎症反应。更重要的是，这种差异程度的大小与被纳入者社交范围的实际大小无关，而与他们内心孤独感的强弱有关。虽然这项研究的样本量较小，但它却第一次将心理状态与基因表达联系起来。

自愈力的真相
Cure

研究结果表明，免疫系统在应对社会环境变化时会被微调，卡乔波认为这种理论非常有道理。普遍认为，病毒在人与人之间非常容易传播，且它们能像肿瘤细胞一样具有较强的生命力，所以接触频繁的群体将面临病毒感染的风险。相比之下，孤独的人与外界群体的接触较少，所以他们的健康状况主要取决于参与创伤和抵御细菌感染的免疫系统。然而在当今社会，基因表达受到双重影响，不仅会增加慢性炎症相关病症的风险，同时使我们更容易感染病毒和癌症。

研究人员将这种理论复制到较大的样本研究中，科尔发现，当人类和其他灵长类动物面临非社交原因困境时具有和其一致的结论，例如身处恶劣环境的猕猴，失去亲人而饱受痛苦的人群，研究都得出了相同的结论。

科尔正在研究机体是否有可能对抗这种不利的基因表达。例如，2012 年，对首次确诊患有乳腺癌的 79 名妇女进行的一项研究发现：通过减压管理治疗将减少炎症相关基因的表达，并使机体抗病毒能力增强。主要研究者，迈阿密大学的迈克尔·安东尼（Michael Antoni）说："我们的研究认为，情绪状态对个体健康至关重要。"

不是所有的人都赞同目前的研究结论，特别是宾夕法尼亚大学的健康心理学家和荣誉教授詹姆斯·科因（James Coyne），他对积极心理学持严重怀疑论态度。尤其在涉及癌症方面，他坚决否认心理因素会增加患者的压力从而影响疾病的进展，其认为主要在于那些没有以正确态度接受主治医师的治疗才会影响患者预后。持这种理论者声称：如果做出正确选择，你就会健康，否则就会死亡。

1989 年，斯坦福大学的心理学家大卫·施皮格尔通过对 86 例转移性乳腺癌女性接受小组治疗进行研究，发现其存活率增加了一倍，这再度引起社交是否有助于癌症患者延长寿命的争论。目前已有大量研究试图验证这种结论，其中 8 项研究结论认为，小组治疗确实能提高生存率，7 项研究发现治疗没有差异。流行病学研究的结论也存在一定分歧，但在 2013 年，哈佛大学研究人员对 73.3 万名患者的研究发现，对于纳入研究的所有类型癌症患者，即使在调整诸如获得预约就诊服务、提醒规律用药等优势因素后，已婚癌症患者的死亡率下降了 20%。

总体而言，大卫·施皮格尔认为大部分证据更倾向于社交对生存率有显著影响的结论，而并非科因认为的"心理状态可能影响癌症患者的生存率，这种观念很荒谬"。他认为安东尼的研究样本量过小，不足以说明任何有价值的问题，去调查一种尚未明确的机制不可能产生合理的解释。

"我们所做的研究都是初期探索，"安东尼回答，"我们确实需要谨慎解释研究结论，但每年的研究都得出相似结论，这表明如果心理状态发生改变，生理效应就会发生与其一致的改变。"目前，安东尼在对接受治疗的 200 名女性进行 15 年的追踪随访，观察社交是否对癌症的复发或生存时间存在影响。

目前，社会关系影响基因表达的理论，被新兴的表观遗传学理论所支持。表观遗传学是一种基于非基因序列改变所致基因表达水平变化的研究。例如，身体中的细胞都含有相同的 DNA，但是却发育成皮肤、神经、白细胞等不同的身体组成部件。科学家曾认为，一旦表观遗传标记出现在胚胎中，基因表达在个体发育过程中将被固定。但现在的研究表明，由于社会环境因素的存在，部分基因表达会在后期发育中发生改变。

一些关于大鼠的大型动物实验表明，当母鼠通过舔舐幼鼠毛皮并哺乳它们，雌性幼鼠在母鼠的爱抚中成长后，面对恶劣外界环境有更加平稳的生理反应。而被忽视的幼鼠长大后，性情暴躁，对恶劣外界环境过度敏感，它们甚至会同样忽视自己的后代。目前，研究人员发现其中的原因，当小鼠被舔舐和梳理毛发照顾时，编码雌激素受体的基因的表观遗传标记会受影响，从而产生一定量的皮质醇激素。

皮质醇受体基因表达的差异也出现在童年时因受虐待而较易有自杀倾向的人群中，这暗示人类也可能出现类似的表观遗传学改变。其他有关研究表明，表观遗传改变也受社会经济因素的影响，例如在孤儿院成长与其亲生父母抚养成长的

**自愈力的真相**
Cure

儿童之间，甚至在同卵双生的双胞胎之间也会有所不同。

我们已听闻关于儿童时期遭遇不幸，成年后大脑系统面对压力将变得更敏感的理论。表观遗传学提供了早期环境因素（特别是恶劣的社会环境）将导致我们基因表达二次变化的理论依据。这就解释了为什么人们在不幸的环境中长大，成年后会遭受更多的慢性疾病。迄今为止的研究都是早期探索，毕竟人与大鼠不一样。但是，如果在婴儿期或胎儿时期遭受不利因素，我们后期的基因表达有可能发生改变，例如较高的炎症水平，这将使免疫系统在遭遇威胁时产生过激反应。

当今时代，研究者声称通过表观遗传学改变可治愈任何疾病，并称可以控制DNA 的表达，且可通过思想和意念治愈自己。这种理论是极大的夸张和误导，研究人员才刚开始探究儿童时期基因表达与生命后期仍然存在的表观遗传变化之间的联系，他们也不确定这些变化发生在什么时期。目前仅是去探究这些变化的机制和时机，而探究它们对健康影响则是充满更大挑战和困难的研究工作。

但已很明显，我们并不是从父母那里继承的单一不变的"自我生物"。相反，基因决定了各种各样的可能发生的改变，我们生存的社会环境，包括我们对环境的认知，都会影响我们具体成为什么样的人。


**苏珊**　女　69 岁　炎症 ────────────────────────────

在美国佐治亚州米利奇维尔的一处砖砌小屋里，69 岁的苏珊来到书架旁，拿起一个装有彩色卡片的大玻璃瓶子。她取出一些卡片给我看，这些卡片记录了一些日常琐事和获得过的奖励，例如"擦拭厨房橱柜门""打扫房间里家具的灰尘""外出聚餐""空余的收视时间"等，这个罐子是十多年前她参加一项伟大试验的纪念品。

该试验由佐治亚大学的基恩·布洛迪（Gene Brody）设计实施。当他在研究农村黑人聚集区的贫困家庭时，他得知这里较多孩子面临诸如酗酒等行为问题的风险，但并非所有的孩子都这样，所以他想到的第一个问题是：为什么会产生这种现象？

他在像米利奇维尔这样的地方花了 10 年时间，调查了数以千计的家庭，比较在此环境中偏离正常轨道的孩子与不受环境影响的孩子。是什么让这些在如此糟糕环境中成长的儿童仍然健康地成长？事实证明，保护孩子免受不良环境影响最好的方法是一种特殊的教育方式。在婴幼儿这个关键阶段，父母正确的引导和教育对孩子在后期养成良好的生活习惯至关重要。

自制力较强的孩子父母大多非常严格和严谨，他们比生活在相对安逸环境中的孩子受到的教育更严格。但更重要的是，这些父母对子女的日常生活有更加无微不至的照顾和更多的交流。布洛迪称之为"参与式抚养"育儿，这些孩子懂得区分善恶，而且对不良行为具有较强自控力，并且他们懂得他们的父母深爱并关心着自己。

布洛迪设计了一项为期 7 周教育课程的研究，课程参加者是 11 岁的孩子、其父母及其祖父母，课程主要讲授一些沟通技巧和诸如"保持青春时代""遵守和执行规则"等主题活动。他称此为"大型美国非裔家庭"（Strong African American Families，SAAF）项目，然后他对近 700 个家庭进行了一项随机对照试验，探究课程将对他们产生何种影响。

苏珊和她的孙女杰西卡参与了这项研究。苏珊说在布洛迪的课程上学到了一些有用的技巧，例如"奖励罐"方法，并且她以严厉但慈爱的教育方式抚养了她的孩子和外孙。杰西卡年长的哥哥凯文曾蹲过监狱，而杰西卡现在 24 岁，在学校表现很好，在亚特兰大艺术学院学习设计和销售。苏珊自豪地向我展示了挂在墙上那幅杰西卡的绘画作品，画中有两个高大的非洲女人和一个小孩，背景是红色的地球、著名的布莱克山和金黄色的天空。

布洛迪调查这 700 个家庭时发现，对照组的亲子关系在课程结束后数月即表

**自愈力的真相**
Cure

现得没有那么强烈，但在"大型美国非裔家庭"中，他们的亲子关系进一步增强，并且在一定程度上也影响他们的行为表现，5年后，"大型美国非裔家庭"组饮酒的孩子减少一半。

这些对机体生理效应的影响持久吗？为了回答这一问题，布洛迪与西北大学的格雷格·米勒合作了一项研究。他们收集了8年后约300个家庭的年龄大约19岁的孩子的血液样本，并检测了6种不同的炎症标记物，"大型美国非裔家庭"组中的每一个体都有明显的下降。结论认为这种效应在贫困家庭的影响最强，且受父母教育及抚养方式的影响，抚养过程中父母越多与孩子交流沟通，炎症反应水平将越低。

这是一个惊人的发现，若干年后这些孩子将离开家庭，但11岁时短暂的干预措施仍持续地影响着他们的生理变化。米勒和布洛迪正在继续跟踪调查这些参与者，探究这些炎症水平的差异是否确实会转化为年老时的健康获益。

在苏珊居住的街区，莫妮卡和她十几岁的女儿塔基沙在访问时刚刚完成了"大型美国非裔家庭"课程。莫妮卡说这些课程帮助她思考如何更积极地与女儿沟通，比如当塔基沙说她想成为一名歌手时，"她的确没有唱歌的天赋，"莫妮卡说，"但是之前我没有意识到这么说将深深地打击她，而通过课程学习我学会了另一种与她交流的方式，从而没有让她感觉受伤害，而是让她感觉我只是在帮她看看有没有其他的选择。"

经过"大型美国非裔家庭"项目的孩子可能会通过良好的生活习惯降低炎症水平，这也是米勒更想看到的效应。但两组年轻人的体重和吸烟率没有差异，她认为，莫妮卡所强调的沟通技巧训练可以用来解释一部分原因。"我猜测它有助于父母与子女之间建立良好的关系和沟通，而这也将对孩子们产生持续的影响。"

莫妮卡觉得如果再改变自己可能已经晚了，但她希望能让塔莎的生活丰富多彩，"我希望她有机会去看看外面的世界，我认为这不是很过分的要求"。

"大型美国非裔家庭"课程的主要目的是帮助实现这样的目标：像塔基沙这样的孩子如何建立强大的自我能力，从而抵御外界环境同等的压力；帮助像莫妮卡这样的家长在艰难的环境条件中支持和帮助孩子。如果塔基沙可以摆脱困境，在学校表现很好，她就有机会上大学，建立自己未来的职业生涯。但是布洛迪和米勒的调查结果表明：加强莫妮卡和塔基沙的交流沟通可能会得到比这更好的效果。通过使塔基沙有更强的抵御炎症反应的生物学效应，可以保护她免于慢性疾病的困扰。

# 年龄
## 不是拒绝社交的借口

布洛迪的工作表明，对儿童进行干预能有效遏制由于机体应激反应导致的慢性疾病的发展。如果我们错过最佳干预期怎么办？研究人员在米利奇维尔街以北1 000多千米的地区，正努力改善巴尔的摩城老年居民冷漠的社会关系。

我们已知衰老的某些机制，大脑的前额叶皮质在自我调节过程中至关重要，思维和社交功能比大脑其他功能衰退更快，孤独和长期经受应激的人将加速痴呆症的发生。约翰·霍普金斯大学布鲁姆伯格公共卫生学院的神经学家米歇尔·卡尔森（Michelle Carlson）正在寻找延缓衰老的方法。老年人往往很孤独，随着年龄的增加，他们参与社区活动越来越少，卡尔森想知道，如果他们处于丰富的社交活动中，将会发生什么。

她与同事开展一项被称为"体验团"（Experience Corps）的研究，该项目要求作为志愿者的老年人每周花15小时帮助贫困小学的孩子阅读。大多数的健康干预措施，例如运动项目，即使每周只需几分钟，往往也有很多人不能坚持。卡尔森说，15小时是近乎疯狂的要求，然而志愿者们在整个学年都坚持了下去。"我们告诉他们需要智慧和经验，"她说，"他们做这些不是为了自己，而是因为孩子们确实需要他们。"

据卡尔森说，志愿者与他们正在帮助的孩子建立了密切的关系，这似乎是不可思议的，孩子们与老师或父母也很少在一起。她说，许多学生来自困难家庭，但这些老年志愿者非常有耐心和经验，他们可以感知孩子们在家遇到的困难并帮助他们取得成功，"他们在不同层面上确实可以经常与孩子们进行交流"。

该项目显著提高了孩子的学业成绩，也改善了志愿者的健康状况。卡尔森说"就像给他们浇水一样"，2009年发表的试验报告表明，经过一个学年的活动，志愿者的活动积极性提高，并且腿脚也变得更强壮，而这通常是随着年龄增长而下降的。另外他们在认知测试中表现得更好，大脑前额叶皮质的活性也明显活跃。

卡尔森正在完成该项目相关的为期两年的随机对照试验。她仍然在观察试验结果，到目前为止已发表了一项关于123名志愿者的脑成像研究，重点关注大脑的海马组织（与前额叶皮质相互协作，对学习和记忆至关重要）。海马组织通常随着年龄的增加而缩小，并在阿尔茨海默病的早期阶段受损。然而，在这些志愿者身上变得更大了，大脑中与年龄相关的衰退被逆转。

卡尔森说，这样的结果表明我们应关注有关衰老的其他机制。"我们高估了造成衰老的负面因素，却没有充分强调关于衰老积极的一面，我们积累了一生的智慧和知识，应当让生活变得更好，而我们却没有充分利用这些因素。"

卡尔森认为：当我们老了，仍渴望像年轻时一样在社会上有所作为。她的理论让我想起了卢皮图，她一生活跃在政治社交生活中，机智勇敢，有丰富的人生阅历，但现在却被迫远离这个世界，无法做任何事情，只能默默祈祷。

假使我们只照顾老人而不去关注衰老会怎么样，我们是在禁锢他们发挥自己的能力吗？卡尔森说："我们仍可以用年老的大脑来回馈一个仍旧非常需要我们的社会。"她指出，人口老龄化正在加剧，会有更多的65岁以上的老人，比18岁以下的年轻人多很多。"我们不知道当一个人被告知他正逐渐衰老时，将是怎样一种感受。但如果我们换另一种说法，年龄的增加正是回馈别人的时候，实际上这将对老年人有更大帮助。"

## 芬埃纳　女　青年　失眠

芬埃纳身着蓬松的紫红色大衣，圆蓬式头发前面染有一缕银色，发卡将黑色头发夹在两边，她看起来是一个慈祥而快乐的人，让人感觉她随时会把快乐传递给周围的人。

如果是几个月前，你绝对不会这样去评价她。芬埃纳有两个儿子：5岁的阿哈瓦和3岁的阿纳利。阿哈瓦很早就开口讲话，但当他约18个月时却突然不能讲话，并且连抓球和大小便等日常生活都不能自理，他变得脾气暴躁。"这是毁灭性的，"她说，"看到了希望，然后再看着它慢慢消失，却束手无策不能做任何挽回。"

2012年，阿纳利出生不久后，阿哈瓦被诊断患有自闭症。紧接着阿纳利也出现相似的症状。当芬埃纳逐渐接受这样的现实时，专业语言治疗起了很大作用，"就像同样的孩子又要了一个"。

"生活令人崩溃，我的鼻子和嘴唇干裂，手臂上到处是牙齿痕迹，"芬埃纳说，"每晚只能睡两三个小时。"这与我们在前面认识的母亲丽莎一样，她的婚姻在重重压力下未能持续下去，独自一人照顾孩子，并且时常担心孩子的安危。"我已习惯了一个孩子坐在旁边抱着我，另一个紧紧搂着我的脖子，这种令我喘不过气来的生活。"

芬埃纳是佐治亚州亚特兰大市著名的歌手和表演艺术家，她快乐自信且积极乐观，曾在以色列、加纳、安提瓜岛和美国各地演出。在有孩子之前，她每周参加四五次活动。她也举办演唱会，并发行了一张名叫 *Beauty from Ashez* 的唱片。但当她的儿子被诊断患病后，所有的一切都停止了。

她被迫离开了心爱的舞台和工作室，感到无助和绝望，并患上了胸痛、头痛和失眠症。"我的身体经常处于疼痛中，走起路像年老体弱的老人一样，部分是因为我受到了生活无情的打击和伤害，但大部分来自压力。"在这之前，她从不吃

**自愈力的真相**
Cure

药，甚至在分娩时也能忍受剧痛，而现在她每天早晨的第一件事就是口服布洛芬止痛。

她参加了亚特兰大市马库斯自闭症中心开展的培训课程，一切继而得到改变。

## 培养怜悯之心

布洛迪的育儿课程和团队研究，通过加强社区人群的社交联系改善人们的生活和健康的例子引人瞩目。但我们可采取更直接有效的方法吗？如果我们训练自己以更善于交际的方式对待世界，后果会怎么样呢？

芬埃纳学习的课程是埃默里大学创立的，但其起源于印度。它的创始人洛桑·内吉（Lobsang Negi）出生于西藏西部的喜马拉雅山的偏远山村，他曾在印度南部作为僧人接受培养和训练，1990 年被送往美国，在佐治亚州北部创立自闭症中心，随后他攻读了埃默里大学的博士学位，最终在大学宗教系担任教职。

2003 ~ 2004 年，埃默里大学发生了一系列自杀事件，一名学生找到了内吉，他对学生的心理健康感到担忧，提议他建立一些干预措施。

内吉认为抑郁、沮丧的人最需要的是与周围人建立更积极的人际关系。他开设了一系列的课程，专注于怜悯之心，而非信念。

当我在埃默里大学附近的一间餐厅里遇见内吉时，他穿着一件紧身的蓝衬衣和精致的外套，除了从夹克衫袖口看到的一串琥珀色的祈祷珠，他看起来像一个西方商人。他说话时声音柔和，略带地方口音，就像在吃意大利蘑菇饺一样。

他认为目前培养对人的怜悯之心比以往任何时候都重要。纵观人类历史，我们一直生活在相对较小的社会群体中。现在的生活环境更加复杂且不断缩小，每天我们都会与文化背景、宗教信仰和社会经济背景非常不同的人交往。为了应对这种转变，他认为我们必须对深爱的人有怜悯之心，并且学会将它延伸到与我们毫不相关的其他人。

他的课程称之为基于认知的怜悯训练（Cognitively-Based Compassion Training，CBCT），涉及爱和善良的情感培养，也教诲人们如何以新方式看待世界。我们会看到不同的人，其内心深处都想获得幸福。反思共享的东西会产生一种联系感，使我们更容易懂得他人的需求和困境。

生活是相互依赖的，我们不能只靠自己生存，不能没有别人的帮助，就像做三明治这样简单的生存需求，也是许多人共同参与的：从农民到超市的工人。同样的道理，分析我们所需要的一切事情，例如采暖、电力、道路、汽车和燃料，这些都依赖于许许多多的人相互协作完成。

如果我们花点时间去思考这一切，"我们对待别人更应充满感激和友善，而这也将会成为很自然的事情"。内吉认为，这是健康和谐社会的基础。但实际上是这样的吗？

为了证明这些，内吉与埃默里大学精神科医生查尔斯·雷森（Charles Raison）合作，研究炎症对健康的影响。"我非常感兴趣的是，是否可以培养人们以一种看起来更和谐的社会心态去参与社会活动，"雷森说，"我想看看这是否会减轻压力引起的炎症反应。"

CBCT 培训通常安排每周一次的课程，包括讨论、练习和思考，并鼓励学习者在家里练习应用。在首次试验中，61 名纳入者与对照组相比，该课程没有显著影响"特里尔社会压力测试"的结果。但参加过课程培训的人，他们在家里练习的时间越多，在测试中感觉到的痛苦越少，炎症反应越轻。

雷森和内吉得出了相同的结论，亚特兰大孤儿院青少年开展 CBCT 课程后，在课堂上并未观察到显著的效果，但却发现孩子练习越多，参与应激的激素和炎症因子下降得就越多。某些证据表明，CBCT 有助于增加同情心和社会联系。在一项小脑成像研究中，参加课程的学生看到不同面部表情的情绪照片时，在大脑的

**自愈力的真相**
Cure

相关区域观察到更活跃的反应。

该团队还在当地一所学校对 5 ~ 8 岁的学生教授 CBCT 课程,将讨论部分转化为有趣的游戏和故事。教师布兰登·小泽一郎 – 希瓦尔表示"他们比我以往教过的学生学得都快"。结果还没有公布,但小泽一郎 – 希瓦尔说,经过怜悯同情心训练,学习过的孩子的朋友数量比其他人多两倍,该课程还有助于打破小组间的鸿沟——学习 CBCT 课程的孩子有更多关系亲密的朋友和友谊。

验证这些结论需要更多的试验数据,内吉及其同事正在研究 CBCT 在部分受压力影响的群体,包括埃默里大学的医学生,创伤后应激障碍的退伍军人和护理人员。对于芬埃纳来说,马库斯自闭症中心的心理学家塞缪尔·费尔南德斯 – 卡里瓦(Samuel Fernandez-Carriba)创立的课程是一个心灵的启示,她说"心灵的迷雾逐渐开始散开"。

在课程中,芬埃纳说她重新认识了被诊断为自闭症的孩子。"你所看到的只是一种负担,实际我能给他们的东西实在是太多了。"她从孩子的角度重新审视这个世界,且最终没有被自己的压力和苦难击倒,"在课堂上,我重新找到了对生活的另一种感觉,"她说,"我本来应过着没有这些困难的生活,"她一直试图成为一个愉快开朗的人。

"难道不是自己走进了死胡同,为什么我不早日摆脱这种困境呢?我意识到,这些所谓的磨难和荆棘是因为自己掉进了痛苦的漩涡。"

有了这种想法,芬埃纳生活中的许多压力就迎刃而解了。她说"我喜欢和他们在一起,不想感到痛苦和折磨"。她的孩子们表现很好,"每天都有新的进步","阿哈瓦正在绘制 3D 游轮,阿纳利每天创作 25 首歌曲"。而最美好的时刻是当阿哈瓦说:"妈妈,你是我的骄傲,我知道你现在更爱我了。"

在马库斯自闭症中心的办公室我们同费尔南德斯 – 卡里瓦谈论着,芬埃纳把我们带下楼,认识刚完成行为治疗的孩子们。他们很可爱,穿着红色滑雪衣,睫毛又长又黑。阿纳利演唱了一首关于海龟的歌曲，并在我的手腕上系上一条绿色的橡皮筋。阿哈瓦自豪地向我展示一个红蓝相间的变形金刚，并迅速将其变形成卡车，然后他转向费尔南德斯－卡里瓦，问道："你知道我们如何拥抱希伯来人吗？"然后他倾斜着身子，踮起脚尖，用一只胳膊热情地拥抱了费尔南德斯－卡里瓦。

**自愈力的真相**
Cure

# 电刺激在疾病防治方面
# 有巨大的潜力

我想起一段不同寻常的就诊经历。那天，我坐在位于萨默塞特郡查尔德市的一个农舍里。房间虽然有些杂乱，但很宽敞，诊室的墙壁是黄色的，天花板略微倾斜，沙发非常舒适。此外，诊室里还有一只高大的花瓶。我从三角形大窗户向外张望，正好看到一匹马悠闲地小跑而过。

帕特里夏·圣特依是这所诊室的医生，身材娇小，一头金发。她先是将一个桃红色夹子轻轻地夹在我耳朵上，然后对我解释说："这个夹子能根据血流量检测到你的脉搏。现在我们要将它与生物反馈器相连。"

这时，我看到电脑屏幕上立刻显示出一条起伏不平的黑线——代表我的心跳。在这之前，我一直以为心率只有在紧张或运动状态下才加快。在安静状态时，应该是像节拍器打出的节拍一样平稳、规律。但我错了。心跳在电脑上显示并非一条简单的直线，而是由不同的波不断交替的复杂曲线。另外，心率也并非固定不变。圣特依对我说，这种现象叫作心率变异性。

屏幕左侧是一个蓝色的柱状图，上下跳动，看起来就像一缸水，在不断充满和排空。"来，让我们试试把这些参差不齐的波梳理平整吧。"我跟着圣特依的指引，按照柱状图中"水分"的充盈度来调整呼吸，在"水分"充满的 5 秒钟内吸气，排空的 5 秒钟内呼气。

几秒钟后，我心率的最大值和最小值之间的差值，比刚开始时增大很多，心率最低 60 次 / 分，最高 90 次 / 分。屏幕上代表着心跳状况的黑色线条也从最初的杂乱波形逐渐变为一条平滑的蛇形曲线。

圣特依是一位兼职医生，还经营着这家私人诊所。她把这里命名为"心动诊所"。这个诊所建立在名为心率变异性生物反馈技术基础之上。就像我刚才做的那样，将不可见的心跳表现为显示屏上直观的线条，然后通过放慢呼吸，尝试让波形变得平滑规整，达到所谓的"共振"或"连贯"状态。当达到共振点时，可以继续不断增加波的高度，即增加最大心率和最小心率之间的差距。圣特依说，通过这样的反复性练习，我们就能逐渐学会如何增加自己的心率变异性，更容易达到这种共振状态。

与圣特依持相同观点的人们认为，这种训练有很多好处，除了能强化内心，缓解精神压力，甚至还能增加积极情绪，使我们变得更加快乐和机敏。除了圣特依诊所提供的这种服务外，其实还有很多便携式设备，在家就能进行心率变异性生物反馈训练，例如美国食品药品监督管理局监制的"压力橡皮擦"（Stress Eraser），以及心脏数学研究所出售的"内平衡"传感器等，它们都能与智能手机连接匹配，每天使用短短几分钟，就可降低压力带来的紧张焦虑感，改善睡眠质量。

作为一名科学家，我对身体内发生的变化充满兴趣。通过减慢呼吸，我竟然能够控制心脏以另一种模式跳动，这一点非常有趣。但是，心率变异性生物反馈训练所宣扬的近乎万金油式的一系列好处，却让我不得不产生怀疑。我实在无法相信如此简单的练习能有这么多好处。事实上，这种训练的疗效备受争议。史蒂文·诺瓦拉是耶鲁大学医学与替代医疗领域的神经学专家。他认为，这种现象的出现不过是信号描记故障、技术失真和噪声所致。他说："我不否认，这条平滑的曲线的确看起来很好看，但我认为它并不能真的改善健康状况。"

但我之后的经历证明，事情真相更神奇。随着对心率变异性研究的逐渐深入，甚至超出了自己曾预想的深度，我慢慢发现，身体和精神之间存在着重要联系。

**自愈力的真相**
Cure

我后来所发现的事情，甚至可能挑战现阶段对化学药品的依赖。下面聊聊一位名叫珍妮丝的女婴的故事。

### 珍妮丝　女　11 个月　重度烧伤 ────────────

1985 年 5 月 3 日，纽约布鲁克林一所公寓三楼的厨房里，塞西莉亚正为家人准备意大利面。她的孙女，11 个月大的珍妮丝，在地板上玩儿得正开心。当时已经 5 点半了，珍妮丝的父母很快就会下班回来。这是一个普普通通的星期五，一切都有条不紊地进行着，如果能这样一直平平淡淡下去，该多好。

可就在一瞬间，一切都变了！煮好意大利面后，塞西莉亚端着沉重的平底锅，打算转身把锅里的热水倒进水池。而珍妮丝却不偏不倚地停在了她的脚后。塞西莉亚被绊了一下，一整锅热气腾腾的开水倾泻而下，全部落在了她的宝贝孙女身上。

珍妮丝被迅速送到了纽约医院。27 岁的凯文·特雷西是接到呼叫后赶来诊治珍妮丝的医生之一。这是他成为医生后工作的第二年，完成专科训练后，他将成为一名外科医生。虽然对诸如枪伤、头颅损伤等非常恐怖的伤口早已司空见惯，但当他看到这个小小的金发宝宝布满水泡和渗出液的皮肤时，仍感到触目惊心。珍妮丝的脸虽然幸免于难，但包括背部、胳膊和腿在内的全身 75% 的皮肤深度烧伤。

特雷西极力克制自己的情绪，小心翼翼地去除珍妮丝身上的衣服，然后耐心细致地为残破不全的皮肤涂满抗生素膏。脱水感染是烧伤患者面临的巨大风险。医生们估计，珍妮丝活下去的概率只有 25%。创面处理完毕，珍妮丝被送到楼上烧伤科的婴儿床上。

在那里，珍妮丝经历了一系列十分痛苦的治疗。因为无法进食，她只能通过管道补充食物和水。就像前面讲到的烧伤患者一样，珍妮丝每天也要接受非常痛苦的伤口护理。此外，她还接受了几次大手术。在此过程中，要把烧伤的皮肤切除，然后种植新的皮瓣 ①。起初是从她未烧伤的臀部切取皮瓣，后来只能从尸体上获取皮肤。

住院期间，珍妮丝多次濒临死亡的边缘。5月7日星期二，珍妮丝的血压突然下降，陷入昏迷，出现感染性休克。血压太低时，心脏无法将血液有效地泵入身体各处。中断了氧气和营养成分的供应，体内的细胞和器官就会逐渐死亡。一般来说，出现感染性休克的患者死亡概率高达50%。

在那个年代，医生们认为感染性休克是由细菌感染释放的毒素引起的。但就像在珍妮丝这个病例中一样，医生们根本找不到相关的病原学证据。特雷西和他的同事们通过静脉输液给珍妮丝泵入了几升液体补充血容量，并注射肾上腺素加速心跳、收缩血管，以升高血压。但是第二天，珍妮丝的手和脚逐渐变得灰暗，肾脏和肺脏也开始出现衰竭迹象。

直到星期四早晨，奇迹突然发生了！珍妮丝竟然神奇地从感染性休克中恢复。然而，幸运之神终究没有始终眷顾着这个可怜的女孩儿。几天后的星期日，她又出现了另一种严重并发症。

特雷西说，珍妮丝这次面临的新危机，是被称为"21世纪的瘟疫"的重症脓毒症，世界范围内最常见的死因之一。仅在美国，每年就有将近100万人因重症脓毒症而死亡。而且，重症脓毒症主要影响已有基础疾病的患者，比如珍妮丝这样严重烧伤的患者，或有心脏病、癌症、感染、外伤的患者。

20世纪80年代，对重症脓毒症病因的认识，主要围绕细菌感染产生的毒素展开。脓毒症的疾病发展速度比感染性休克慢。患者首先出现全身感染和炎症表现，随后重要器官逐渐出现功能障碍。对珍妮丝的血液检查的确找到了微生物感染的证据。她高烧40℃，肾脏、肠道、肺脏和肝脏先后出现衰竭。

① 皮瓣是具有血供的皮肤及其附着的皮下脂肪组织所形成的组织块。

自愈力的真相
Cure

医生们用抗生素清除了珍妮丝血液中的细菌，但她的病情并没有像人们期望的出现好转。她接受了几日生命支持治疗。而她的家人，除了在短暂的探视期间见到她之外，大部分时间只能在电梯间里绝望地哭泣。

令人惊讶的是，奇迹再次发生！珍妮丝又一次从死神手中挣脱。5月28日是她出生后的第一个生日，似乎也是她出生以来第一次表现出对生日的渴望。那天，她看上去比生病后任何时候都健康。她第一次喝了牛奶，创面也开始愈合。珍妮丝的家人为她举行了一场非常热闹的生日派对。特雷西神情激动地回忆着派对的每一个细节：甜美的巧克力蛋糕、缤纷的彩带、欢快的笑声。在场的每个人，无论是珍妮丝的家人还是医务人员，都由衷地感到欣慰和快乐。他们不仅在庆祝珍妮丝的生日，更是庆祝她奇迹般的康复和她来之不易的第二次生命。只需再接受一次较小的手术，她就可以回家了。

第二天，事情发生了天翻地覆的变化。一位护士在给珍妮丝喂奶时，她突然双眼上翻，心脏随即停止跳动。特雷西和他的同事们对珍妮丝实施了心肺复苏，注射肾上腺素，进行电除颤，抢救不间断地持续了85分钟。他们甚至为珍妮丝植入了临时起搏器。令人遗憾的是，珍妮丝幼小的心脏再没有重新跳动起来。

特雷西的母亲在他5岁时死于脑瘤。葬礼之后，年幼的孩子曾经询问他的儿科医生爷爷，为什么医生不能切除肿瘤？他的爷爷说，肿瘤会侵袭周边的组织，切除肿瘤的时候会损害周围健康的大脑。

5岁的特雷西许下心愿，长大后要做医学研究，寻找更好的治疗手段，以便在今后类似情境中，医生不再束手无策，只能眼睁睁看着患者在面前死去。可22年后，面对珍妮丝，他再次陷入同样的困境：有心救人，无力回天。

特雷西极度痛苦地走出房间，一句话也说不出来，甚至无法开口宣布珍妮丝的死亡时间。他没有再去看珍妮丝，也没有再次面对珍妮丝的家人。这件事情一直困扰着他，噩梦接二连三地出现。梦里，珍妮丝临终前的一幕不断回放，挥之不去。

特雷西在 2007 年发表的专著《致命序列》(Fatal Sequence)中曾讲述珍妮丝的故事。他在书中说，珍妮丝去世的那段时间，他正打算开展一项为期两年的研究，但对课题的研究方向一直没有头绪。直到珍妮丝离开的那一刻，他突然明确了自己的目标。"正是珍妮丝的离去，促使我对脓毒症进行深入研究。"他写道。他想知道珍妮丝到底出了什么问题，以及应该如何治疗。

他的研究最终指向了迷走神经，而这条神经束也正是心率变异性生物反馈训练发挥作用的关键。

## 生物反馈疗法

保罗·莱勒是罗格斯大学的精神病学教授，一直致力于生物反馈的研究。起初他并不相信它的诸多益处，直到后来，他在俄罗斯看到一群孩子玩的一种十分有趣的电脑游戏，使他对生物反馈作用有了新想法。

生物反馈训练种类繁多。但就其实质，是通过对生理状态的不同指标进行实时监测的同时，尝试着将身体调整至某个期望状态，例如放松。莱勒就是通过对诸如肌肉紧张度、手指温度等指标进行监测，研究生物反馈。其研究理论基础在于，当我们放松时，包括指尖在内的肢体末端会变得温暖。不过，这些方法似乎没有那些直接的身体放松方法有效，如渐进性肌肉放松，这是一种依次通过绷紧和放松不同的肌肉群达到放松目的的方法。

1992 年，莱勒机缘巧合来到俄罗斯圣彼得堡。当时，他儿子正在那里上学。他四处询问是否有人也在研究生物反馈。最后，他被指引到一家专门治疗儿童哮喘的私人诊所。他看到诊所里的工作人员正用电脑游戏帮助孩子们增加心率变异性。"最有意思的游戏是俄罗斯涂鸦，孩子们被要求给篱笆刷上油漆。"莱勒回忆道。如果心率波动的振幅足够大，篱笆就会完全上色；如果幅度不够，篱笆的颜色就会缺失。

**自愈力的真相**
Cure

莱勒感到非常有趣。但他不确定提高心率变异性对哮喘或其他疾病是否有效，以及如何起效。几年后，莱勒再次来到圣彼得堡，被介绍给一位在俄罗斯宇航员中研究心率变异性生物反馈的生理学家兼工程师埃夫格尼·瓦斯希洛。瓦斯希洛在示波器上投射出正弦波，并让宇航员的心率与此保持一致。经过练习，宇航员的心率波动幅度能高达 60 次 / 分。

莱勒帮助瓦斯希洛将研究成果发表在美国的科学期刊上。此前，这篇文章曾被很多生理学杂志拒绝。曾有一位审稿人认为，如此之大的心率变异根本不可能。要么数据不准确，要么存在数据造假，或者瓦斯希洛研究的是某种"瑜伽"。事实上，宇航员的心脏只是发生一种非常简单的生理学现象，这种现象被有着工程学知识背景的瓦斯希洛识别出来，却被生理学专家们忽视。

> 人体内很多生理过程会引起心率波动，其中就包括"压力反射"。反射受非自主神经控制，以确保无须任何意识参与就能保证我们的安全。一些反射甚至能影响我们的行为。例如，当你触摸到热东西时，反射会让你迅速收手。其他反射则不断调整身体的各个方面，使其维系在安全范围之内。

压力反射通过动脉壁内的牵张感受器调控血压。血压升高时，牵张感受器被激活并向脑干发出信号，脑干接到信号后，随即发出调节信号使心率减慢，进而降低血压。如果血压下降得太低，牵张感受器则发出与前者相反的信号，让心率重新回升。

"呼吸性窦性心律失常"是调控心率的第二个生理过程。呼气时，心率会轻微下降；吸气时，心率回升。吸气时，肺部充满了新鲜空气，心率加快能最大限度地提高氧交换；呼气时，心率减慢，给心脏休息时间。

这两种类型的心率变异对健康至关重要。研究显示，心率变异性低的人群更容易死于心脏病。敏感的压力反射，使我们能够更好地应对运动或压力等情况下的血压变化。同样，如果呼气时心率无法相应减慢，整体心率就会升高，迫使心脏做功，大大增加高血压、卒中及其他心血管疾病的风险。

在通常情况下，这两种心率调控模式发生时间并不同步。呼吸性窦性心律失常使心率随呼吸增减，压力反射调节过程则相对较慢，每次大约需要 5 秒钟。所以两者叠加后，就会得到一条不规则的、跳跃的心率曲线。

但如果我们放慢呼吸来配合压力反射，5 秒钟吸气，5 秒钟呼气，两种调节模式就能同步。它们的波峰和波谷就会重叠，这样就会形成一条规则的曲线。如果我们将呼吸配合得恰到好处（具体呼吸速度因人而异，取决于自身的血压水平），就会产生工程师们所熟知的"共振"现象。每次压力反射使心率加快或减慢时，呼吸性窦性心律失常就会锦上添花，在最关键一刻，像推秋千一样使心率变异逐渐增大。

莱勒认为，这种"共振"联系对心脏和血压都有非常好的作用。很多证据支持莱勒的观点。有研究显示，通过日复一日的训练，生物反馈能显著增加心率变异性，降低血压，即便在治疗结束后，这种效果依然存在。另外，还有一些关于疼痛、焦虑和抑郁的试验，也发现了生物反馈的益处。这说明生物反馈不仅适用于心脏领域。那么，为什么心跳模式的改变能影响精神状态呢？

20 世纪 60 年代，哈佛大学心脏病学家赫伯特·本森正以猴子为对象进行血压研究。这时，医学院出现了一群研究冥想的学者。他们认为冥想能降低血压。他们找到本森，希望他能够对他们身体里发生的变化进行研究。起初，本森并不想参与到这种看似天方夜谭的事情中，但对方最终说服了本森。所以，他把精力从猴子转移到了冥想者身上。

事实上，冥想者们的血压并没有改变，而是一直保持在一个较低的水平。不过，本森在后来的试验中的确发现冥想能降低高血压患者的血压，这是后话，暂且不谈。此外，本森还惊奇地发现，冥想能够让人进入一种放松状态，呼吸、新

**自愈力的真相**
Cure

陈代谢、心率都随之减慢。本森把这种现象称为"放松反应"。

放松反应与诱发逃跑或战斗的应激反应截然相反。应激反应由交感神经系统触发，而放松反应则由另一完全不同的神经网络调控。这个神经网络被称为副交感神经系统。紧急事件过后，副交感神经使我们冷静下来，身体的各项指标重新回到无应激时的平衡状态，进行消化、繁殖、生长和修复，也就是我们处于安全环境和休息状态时的活动。

迷走神经是副交感神经系统的主要组成部分。它发自脑干，行走于颈部和躯干，发出分支到各个重要脏器，如肺、肠道、肾脏和脾脏等。它就像心脏中安置的"刹车装置"。迷走神经活性越强（即张力越高），压力反射和呼吸性窦性心律失常诱发的心率变化幅度越大，心率变异性也越大。事实上，心率变异性经常被用作衡量迷走神经张力和副交感神经活性的指标。

当我们意识到威胁已经过去时，全身压力降低，迷走神经会将身体信息传递回大脑。事实上，迷走神经纤维传递的信号中，80%都是这种朝向大脑方向的上行信号。

脑成像研究显示，心率变异性高的人同时也拥有更好的应对压力的情感反应；相反，心率变异性低的人则敏感而情绪化，即便一件小事，也会让他们倍感压力。另外，心率变异性高的人记忆力强，更容易集中注意力，掌控自身情绪和面部表情的能力更强。还有一些研究甚至发现，心率变异性高的人社会关系更牢固，且能在社交过程中感受更多的快乐。心率变异性低的人不仅心脏病发病风险高，也更容易出现心理问题，例如焦虑、精神分裂症、抑郁症等。

"心率变异性的重要性不仅在于它能反映心脏的状态，"俄亥俄州立大学心理学家、心率变异性专家朱利安·塞耶说道，"更在于它还反映出大脑的状态。"

当我们通过放慢呼吸增加心率变异性时，迷走神经会受到刺激而发出信号，告知大脑关闭逃跑或战斗的应激模式。生物反馈、冥想及其他一些鼓励放慢呼吸的类似活动，例如瑜伽、太极等，可能也有类似的效果。莱勒曾对一群禅宗和尚进行研究，最终发现，他们的确营造出一种强烈的"共振"状态。

莱勒说，每个人达到"共振"状态的呼吸速度不尽相同，单独依靠冥想达到最佳效果更需要多年练习，而生物反馈只需几分钟就能够被完全掌握。"与禅师参禅不同，大部分人能很快学会，"他说，"无须去禅宗寺院中生活 10 年。"

生物反馈疗法的远期疗效如何目前仍存在争议。莱勒的临床试验显示，心率变异性生物反馈对高血压、哮喘等压力相关疾病患者疗效可观。但现有研究普遍样本量偏小，而尚无荟萃分析对数据进行合理评估。

"非常遗憾！没有大型医药公司愿意赞助为数 2 万人的大型临床研究。所以，我没有办法像证明青霉素在感染中的疗效一样，明确证明生物反馈效果，"莱勒承认道，"因为生物反馈设备成本低，制作工艺简单，容易仿制，所以没有人愿意花钱做开发。"不过即便如此，他认为目前的证据足以支持他的观点。"再加上无须药物干预，简单易学，而且效果显著，我们为什么不去开展呢？"

莱勒似乎遇到了大部分身心治疗会面临的僵局，由于没有任何相关产品发售，也就没有充足的经费支持更深入的研究。但凯文·特雷西的研究成果使世界范围内关于迷走神经的研究出现了井喷现象。

## 迷走神经刺激法

1985 年，特雷西刚开始研究脓毒症和感染性休克。那时，医生们认为这些病症都是由于细菌感染造成的。但奇怪的是，医生们往往无法找到相应的病原学证据。没有人会想到珍妮丝经历的毁灭性症状都是我们的身体自己创造出来的。

**自愈力的真相**
Cure

科学家普遍认为，感染后身体出现的任何损害，都是入侵的微生物造成的。然而，他们逐渐认识到，疾病伴随的很多症状，例如发热、体重减低、组织破坏，甚至疲惫和抑郁等，都是自身免疫系统所引起的。其中，细胞因子是介导这些病理反应的信使蛋白。

这些症状有时只是身体在应对感染的过程中无法避免的副产物。例如发热时，升高的体温能帮助清除入侵的细菌。生病时，疲惫和抑郁会迫使我们休息，并且远离他人，避免疾病传播。炎症反应则在清除细菌和受损细胞的过程中起着十分重要的作用。

但有时身体会出现错误的平衡状态，尤其是儿童。例如，生病后体温会升得过高，感染引起的疲惫症状持续得不到缓解等。特雷西研究发现，珍妮丝遭遇的急性感染性休克，就是因为体内一种叫作肿瘤坏死因子（TNF）的细胞因子过度累积造成的。

在一项重要的实验中，特雷西给大鼠注射了 TNF。尽管大鼠没有感染任何细菌，却仍出现严重休克，血压急剧降低，最后死亡。特雷西发现，过高的 TNF 水平会激活体内所有的白细胞，远超身体需要的正常免疫水平。这些过多的白细胞会堵塞血管，阻断血流，使下游的细胞缺血、缺氧。同样，在另一项实验中，他发现珍妮丝所经历的第二次危机——重症脓毒症，是因为一种被称为 HMGB1 的细胞因子过度累积所致。

特雷西发现，这些过量的细胞因子还会引起其他很多问题。如果 TNF 在全身范围内肆虐，就会引发急性休克；如果仅堆积在某个特定部位，会引起局部炎性病变；过多蓄积在关节，会导致类风湿性关节炎；蓄积在肠道，则会引起克罗恩病。这些发现为研究工作提供了新思路，启发我们研制出一些细胞因子拮抗剂或中和剂，例如，目前已成功应用于上百万炎症相关疾病患者治疗的抗 TNF 药物。

为何身体会释放过多的细胞因子？这个问题目前仍没有确切的解答。20 世纪

90 年代早期，在位于长岛曼哈希特的北海岸大学医院工作期间，特雷西有了另一项革命性发现。他的科研团队当时正研究一种叫作 CNI-1493 的药物，这种药物能够抑制白细胞产生 TNF 和其他细胞因子。

特雷西想要验证这种药物是否能够治疗大鼠的休克。大鼠脑组织某区域的血流被阻断后，会造成缺血性休克，引起脑组织损伤。而当濒死的脑细胞大量释放 TNF 时，脑组织损害会进一步加重。特雷西进行了一系列实验，其中包括颅内直接注射小剂量 CNI-1493 以预防 TNF 的过度释放，结果仍不尽如人意。

但有一天，在另一只患有内毒素血症的大鼠感染性休克模型中，CNI-1493 被偶然注入颅内。结果，特雷西吃惊地发现，虽然只注入了微量药物，大鼠全身性 TNF 的产生竟得到明显抑制，其效果是静脉注射的 30 万倍。

免疫系统一定接收到了某种信号，告知它们停止继续生成 TNF。这说明，炎症反应并不像预想中那样，只是一种简单的身体对外界环境的应答，而是受到大脑的严密控制。

这种信号是怎样传递的呢？特雷西在上述实验中，并没有发现血液中的激素水平有任何改变。然而，灵光一闪，他突然意识到，可能并非化学信号，而是一种电信号。特雷西曾目睹过科罗拉多大学的琳达·沃特金斯的研究工作。沃特金斯通过给大鼠注射白细胞介素 1 诱导发热。但切除迷走神经后，这种现象会被阻断。

我曾提到过罗伯特·阿德和大卫·费尔滕首次发现大脑和免疫系统通过神经相互作用的过程。沃特金斯的实验再次证实了这一联系。在她的实验中，信号虽不是由费尔滕和阿德研究的交感神经介导，但也是通过副交感神经系统，尤其是迷走神经传递的。

在沃特金斯的实验中，信号是由免疫系统发给大脑的。特雷西想了解的是，迷走神经能否将信号由大脑传递给免疫系统。他认为，这也许就是脑组织中的微量药物阻断了全身性 TNF 生成的原因。1998 年 5 月，特雷西针对这个想法设计了

**自愈力的真相**
Cure

一项实验。他从医院手术室借了一台由电池驱动的便携式神经刺激仪。

他继续使用内毒素血症大鼠模型作为研究对象，这种大鼠常死于感染性休克。与他估计的一样，当他用电刺激大鼠迷走神经时，TNF 水平奇迹般降低了。他的神经电刺激疗法成功地阻断了感染性休克的恶化。

迷走神经不仅是心脏中的"刹车装置"，还能制止炎症反应的发生发展。特雷西将这种现象称为"炎症反应"。如同压力反射能将血压维持在安全范围内一样，炎症反应也能帮助抵御免疫系统的过度攻击。所以，免疫系统与大脑联系密切，接受大脑的控制，并非科学家们一直认为的孤军作战。当大脑接到迷走神经传入的信号，得知体内炎症反应处于激活状态时，它就会迅速发出反馈信号，将炎症反应限制在安全范围内。

特雷西终于推测出珍妮丝到底出现了什么问题。珍妮丝受到的创伤过大，损伤了迷走神经或上游脑组织。在第一次危机（感染性休克）发生时，迷走神经没能有效地传递信号阻止 TNF 的过量蓄积。而在第二次危机（脓毒症）发生时，迷走神经又未能阻止 HMGB1 的过量生成。尽管珍妮丝两次死里逃生，但累积造成的脏器损伤实在过于严重，导致珍妮丝最终未能幸存。

午餐时分，特雷西在餐巾纸的背面画了一个草图。图中，一个人植入了一枚迷走神经刺激器。电刺激既然能够挽救大鼠，是否也同样能挽救人的生命呢？

心率变异性生物反馈疗法是通过刺激迷走神经，自下而上逆向影响大脑，进而达到调节心率的目的。但改变呼吸频率并不是增加迷走神经张力的唯一方法。北卡罗来纳大学教堂山分校的心理学家在研究中发现，一个人的心境变化同样也能影响迷走神经张力。

2010 年，贝瑟尼·科克和巴巴拉·弗雷德里克松开展了一项研究，让 73 名志愿者连续记录每天自己的心情和社交感受。9 周后，他们发现，志愿者的情绪状态得到明显改善，迷走神经张力也显著增强。

这两位科学家在 2013 年发表的一项随机对照试验结果中，进一步探索了这个问题。试验组受试者们被要求用同样的方式，对自己每天的心情打分，并且每天进行爱的冥想——一种类似于"同情冥想"但又不同的行为。2 个月后再次得到相同结果。与对照组相比，试验组受试者们明显感觉更快乐，社交连接感更强烈，同时，迷走神经张力也相应增强。

另外，他们还发现，在上述两项研究中，迷走神经张力越高的受试者受益越大。科克目前在德国莱比锡马克斯·普朗克人类认知与脑科学研究所工作。他认为积极情绪触发了迷走神经介导的"上行循环"。在这个过程中，身体与精神互相影响。受试者的积极情绪增加了迷走神经张力，而迷走神经张力反过来进一步改善受试者的情绪状态。在第三项目前暂未发表的研究中，科克设计了一项更加严谨的试验，为期 12 周。试验组志愿者们每天只需对当天最有意义的三项社交活动的亲密度进行打分，对照组的人则被要求对自己当天所从事的三项耗时最长的活动的有用性进行评估。

与对照组相比，试验组受试者迷走神经张力显著增强。科克说："我发现不是所有的积极情绪都对迷走神经张力十分重要，而仅是社交过程中的积极情绪。如果这些积极情绪不是社交过程中产生，与感受到的爱、亲密感、感恩及所有这类情感没有任何联系，那么这些情绪对迷走神经张力毫无意义。"我们曾探讨过社交是如何帮助我们增加抗压能力的。我想，这种缓冲作用至少有一部分是通过调节迷走神经张力实现的。

不过有人认为，即使你仅尝试想一些美好的事物，生物反馈的作用也能被增强。心脏数学研究所是位于加利福尼亚博尔德克里克的一家非营利组织。它声称自己是基于科学研究证据支持建立的，主要致力于心率变异性生物反馈技术的研发，其研究成果已广泛应用于世界各地的医院、政府机构、企业，以及成千上万的个体研究人员。从根本上来说，圣特依当时所采用的治疗方法就是该机构开发的技术。心脏数学技术与莱勒研究的心率变异性生物反馈的区别在于，它除了需用合

**自愈力的真相**
Cure

适的速度进行呼吸以达到"共振"状态之外，还需要构建一种"发自内心的积极情绪状态"。该研究机构官网上说"这种情绪转换是决定技术有效性的关键因素。"

心脏数学研究所的专家们提出的主张中，有一些会让人觉得是彻头彻尾的荒谬。例如，他们认为个人的心率变异性直接与地球磁场和太阳黑子活动有关，抑或心脏能够感知尚未发生的事情的信号。他们的研究方法经常被批判为伪科学。但在与科克谈论过她的研究之后，我开始重新考虑他们关于积极情绪的意义的观点。

当我坐在圣特依在萨默塞特的诊查室时，我决定亲自验证一下这个观点。在生物反馈练习刚开始时，我一心想着我的孩子们。我想象着正紧紧地拥抱他们，让内心完全充满爱的感觉，仿佛即将倾泻而出。在电脑屏幕上，我的心率乖乖地呈现出一个非常可爱的光滑曲线。然后，我再尝试着让自己处于一种非常惊恐的状态。

我一边放慢呼吸，配合屏幕左侧的蓝色条柱，一边想象着有一群狼蛛正爬上我的手臂，一团蛆虫正在皮肤上蠕动，一个拿铁斧的杀人犯正站在椅子后面，挥动闪着寒光的锋利铁斧。我把全部的心思都集中在铁斧杀手的身上。我突然感觉到自己的神经高度紧张，体内流淌着一股能量即将迸发，做好了时刻逃跑或反抗的准备。但是，屏幕上那条光滑的曲线没有任何变化。显然，我的副交感神经没有受到一点影响。这说明通过先前对孩子的想象，我的心率变异性已明显增加。

莱勒认为，从理论上来说，积极美好的情绪可能对心率变异性有着长远影响。他说："不过，我有一种强烈的直觉。与放慢呼吸所带来的显著疗效相比，积极情绪的益处应该会逊色很多。"而且，通过心率变异性生物反馈合并或不合并心脏数学技术中所提及的积极情绪之间疗效差异的对比，他认为"无论是否应用积极情绪疗法，疗效没有任何区别"。

科克不建议用社交亲密度作为改善健康的方法。在她看来，自己在研究中所发现的疗效具有显著的统计学意义，有一定科学性。虽然，从原则上讲，我们通过改变自己的想法影响心率变异性存在可能性。但是这种作用实在太微弱，对临床健康并没有任何价值。她希望在未来，能设计出覆盖心理学参数的有效方法，进一步优化心率变异性生物反馈疗法。但眼下，如果你想增加自己的迷走神经张力，她仍推荐大部分研究中所采用的诸如有氧运动、补充鱼油等增加心率变异性的方法。"这种方法将帮助你以最快速度达到最好的效果。"她说道。

## 圣特依　女　成年　乳腺肿瘤

那天，我坐在一张木质的大餐桌旁，身旁机灵的小黑狗正在挑衅一只淡定自若的猫咪。我望着正在准备午餐的圣特依，脑海里一直有个疑问：到底是什么原因促使这位医生建立一个基于生物反馈疗法的诊所呢？

圣特依跟我讲述了她的故事。她曾是一名军医，在类似北爱尔兰那样的地方工作了 10 年。直到有一天，她在滑雪的时候不小心摔断了膝关节。她领了退休金后结束了自己的军旅生涯，在萨默塞特成为一名全职医生。

她每天需要工作很长时间。每天接诊 35～40 位患者，每位患者平均仅 10 分钟。高强度的工作让她很焦虑，她逐渐丧失了对这份工作的热情及作为医生的信念。她无法再像自己希望的那样关心患者。她认为在很多患者的诊治过程中，她只是简单地开处方，然后让他们回家，完全忽视压力、虐待等因素对患者的影响。而这些潜在因素正是造成患者反复就诊的罪魁祸首。

同样，被她忽视的还有自己乳房中的肿块。之前她曾有过一次乳腺肿块，但经检查确诊为良性。所以，她以为这次也不会有事。但事与愿违，这次的肿块是恶性的。因为耽搁太久，当她被查出乳腺肿块时，肿瘤已蔓延到淋巴结。那年她42 岁。她接受了手术治疗，以及后续的放疗和化疗。

**自愈力的真相**
Cure

依靠医保赔付，圣特依辞去工作，在家休息了 3 年。脱离医生的工作后，她压抑的情绪逐渐缓解。有一天清晨，洗完澡后神清气爽的她在浴室玻璃上写下一句话：能活着，我很开心。从那天起，她决定利用自己这段计划之外的事业空档期，探索怎样才能更好地帮助患者，让他们以更健康的方式生活，而不是等疾病发生之后再做亡羊补牢式的被动治疗。她参加了一个有关替代医疗的课程，进而发现了生物反馈疗法。

当医保赔付停止后，圣特依作为一名兼职医生重新回到工作岗位。现在的她每天只接诊 12 位患者，每周仅工作 3 天。不过，每次她都会工作到很晚，这样她能够给每位患者更多的时间。"我比其他医生更全面地诊治患者，"她说，"我耐心地跟每位患者分析，什么样的生活方式能够使他们保持健康。"

在患者身上花费更多的时间，这一点至关重要。她说："如果你不充分了解他们，想让他们改变多年养成的生活习惯根本无从谈起。因为，有些患者可能正为了生计疲于奔走。" 2012 年，她创办了这家心动诊所。

卡罗尔是圣特依诊治过的患者之一。她是一位 65 岁的老奶奶，年轻时曾是一名病理学家兼护士，为研修历史学学位，55 岁时她选择了退休。卡罗尔告诉我，她一直非常健康，而且充满活力。但是，60 岁那年，她在复习备考时曾发生几次心慌。每次心慌时，心率都非常快。那段时间她每天大约喝 10 杯浓咖啡，她怀疑这可能是让她心慌的原因。所以，她打电话联系了自己的医生，并希望他们查阅一些有关咖啡因的文献。

"突然有一天，一个电话开启了我漫长的医疗马拉松。"她接受了一系列心脏方面的检查，包括心电图、动态心电图、超声心动图以及运动负荷心电图。除运动负荷心电图之外，其他检查结果均正常。

卡罗尔认为，医生忽略了很多因素的影响，例如她的咖啡因摄入量，还有大量身体检查给她增加的焦虑。她的心慌症状被诊断为阵发性心房颤动——一种间歇发作的不规则心动过速。然后，她接受了一种名为氟卡尼的强效药物治疗，这种药物主要用于减慢心脏内部电信号的传导速度。

这个诊断对卡罗尔影响很大。"我那时候觉得，自己突然从一个健康人变成一个需要依赖药物才能活命的患者。"当女儿结束产假重新回去工作后，卡罗尔开始照顾她新添的外孙。她说："我那时候想啊，天呐！我有心脏病，而且生活在距离大医院很远的乡村，自顾不暇。我真的很担心自己是否能照顾好这个可爱的小宝宝。"

卡罗尔没有再出现心房颤动发作。接下来的几年里，她不断劝说医生逐渐减少氟卡尼的用量。到后来，她只需简单随身携带药物，以备不时之需。可她的焦虑感依然存在。"我开始对自己的身体健康感到怀疑。"她说。周末外出时，她会预先查好最近的医院在哪里，以防自己突然发病。每次外出散步，她也会确保自己随身携带手机。另外，她不再去剧院或电影院，以免自己发病后需要被抬出来。

后来，她找到了圣特依。6个月以来，她每两周去一次心动诊所进行生物反馈训练，平时则每日坚持在家练习。她一直认为传统的医学治疗只是增加她的焦虑感，而现在，她为能向圣特依倾诉感到特别开心。生物反馈疗法的效果令人十分欣慰。她说："我在屏幕上看到我的心脏跳动得很好，这让我重拾信心。我感觉自己重新成为一个健康人了。"

卡罗尔说，在接受生物反馈治疗后，她再也没有出现过心慌。现在，每当她意识到自己开始感到焦虑时，比如在非常拥挤的路段开车，或在诊所走廊里等候医生接诊时，她都会放慢呼吸，让自己平静下来。此外，卡罗尔的血压、心率和胆固醇水平，在没有药物干预的情况下，也降至正常水平。

"现行医学诊疗模式使患者过度依赖这个系统，"圣特依说，"我们应减少大家对这个系统的依赖程度。通过传授健康生活的知识和方法，让大家对自己的健康负责。"

**自愈力的真相**
Cure

**莫妮克·罗布罗克　女　30岁　类风湿性关节炎** ──────

在阿姆斯特丹学术医疗中心的医院里，身着绿色外套的莫妮克·罗布罗克面带微笑地坐在病床边，年过30岁的她，依旧保持着玲珑有致的身材。她拉下衣领，向我展示自己锁骨下方一条数厘米长的粉色瘢痕。她解释说，瘢痕之下是一个类似于心脏起搏器的植入物，通过电线与她的迷走神经相连。

她拿出一块黑色小磁铁，在胸前轻轻扫了一下，就像超市扫描商品条码一样。磁铁触发她体内的植入物，产生轻微电脉冲，刺激颈部迷走神经。这时，她的声音略微有些发颤。"我的声音有点发颤，也许你听到了吧？"她说，"有时我受到电刺激会咳嗽一下，但没有不舒服的感觉。"她只需每天早晨用磁铁在胸前扫一次，就不需要服用任何药物了。

莫妮克是特雷西医疗开拓性创新研究项目的受试者之一。该项目由阿姆斯特丹大学和葛兰素史克学术医学中心的风湿病专家保罗·皮特·塔克具体实施。塔克对8名长期受类风湿性关节炎困扰的患者进行试验性研究。这群受试者是尝试各种治疗方法均无效的患者。他们被植入能发出60秒快速电脉冲的迷走神经刺激器，每天一次扫描刺激，连续42天。之后的2012年，塔克公布了他的试验结果。有6名受试者获益显著，不仅症状明显改善，血液中的炎性标志物水平也显著降低。

莫妮克作为第二批受试者的20人之一，于2015年1月参与了试验。这项研究结果曾登上新闻头条。塔克告诉记者说："包括莫妮克在内，有超过一半的患者的症状得到显著改善。参加这个试验之前，莫妮克甚至使用了现有的最佳治疗方法，仍然无法行动自如。现在，完全不需依靠任何药物，她的疼痛彻底缓解了。""我感觉正常生活回来了，"她对记者说，"仅6周，我的疼痛就缓解了，关节也消肿了。我现在可以骑自行车、遛狗、开车。这一切就像魔法一样！"

## "药物产业"
## 将成为过去式吗

在我写这本书的时候，这些研究结果还未发表在任何科学杂志上。由于没有空白对照组，很难证明患者症状的改善有多少是由于迷走神经刺激所致。但是，特雷西对该疗法的前景极为看好。目前，针对克罗恩病患者的人体试验正在进行中。特雷西认为，从原则上讲，迷走神经刺激疗法对涉及损伤性炎症的各类疾病都应该有效，例如银屑病、多发性硬化病、脓毒症和感染性休克等。抗炎药物并非对每个人都有效，而且还可能带来严重的副作用，很大的原因是它们对免疫系统的抑制没有特异性。特雷西说，神经刺激疗法则完全不同，可仅刺激分布在特定区域的神经纤维，特异性更高。

从理论上来说，电刺激也能被用于其他疾病的治疗，因为任何生理过程事实上都受神经系统的支配和控制。目前，研究人员在动物出血模型中发现，迷走神经刺激疗法能诱导损伤部位凝血酶（血凝块中的一种酶）的产生。这说明迷走神经刺激疗法能够抑制手术过程中或创伤后无法控制的大出血。此外，用电流刺激神经控制肠道运动还能够治疗肠易激综合征的患者。研究人员推测，通过对神经信号的操控，或许能延缓一些癌症的发展。

迷走神经刺激疗法对于精神疾病也有一定作用。目前，这项技术已被广泛用于癫痫患者的治疗。有趣的是，患者在症状好转的同时，心情也得到极大的改善，而这与癫痫是否发作无关。塔克也曾在类风湿性关节炎的受试者中发现过类似情形。这一现象使人们不禁联想到，迷走神经刺激疗法或许能被用于抑郁症患者的治疗。目前，虽然这方面的证据还不充分，但试验证明的确有部分抑郁症患者在治疗中获益。

这个新的医学领域，特雷西称之为"生物电子学"。"我们正见证医药史上的一次重大变革。自此以后，我们对疾病的治疗方法将会逐渐由药物治疗过渡到电刺激治疗。"特雷西在2014年对《纽约时报》记者说，"这将部分取代药物产业。"

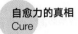

**自愈力的真相**
Cure

这是一个十分大胆的预测，但是很多人信服了。我交流过的科学家们都对特雷西的研究成果交口称赞。《福布斯》《科学美国人》等很多杂志在醒目位置刊登了他的研究故事。通常，生物反馈治疗很难得到经费支持，而这种植入性生物电子设备却得到了政府和各大公司的大力支持。2013 年，葛兰素史克公司宣布，它将提供 100 万美元的创新奖，应用于此项研究（不包括此前已花费在研究方向上的 5 000 万美元）。美国国家卫生研究院也公布了一个预算 2.48 亿美元的为期 7 年的项目。2014 年，奥巴马强调了美国国防部高级研究计划局的一项新项目。

特雷西还创办了一份专注于生物电子学研究的科学期刊，并创建了 Setpoint 公司，致力于开发微型可注射神经刺激装置。该装置仅有米粒大小，通过无线充电，由 ipad 操控。他设想，这种装置能够实时监测传入神经的信号，必要时对大脑发往人体各处的传出信号进行修改。

自主意识是否也能起到上述作用呢？我们能不能尝试通过意识来调控炎症反应呢？

特雷西在理论上对这个问题进行了论述，这是可能的！回首 2005 年，他认为，正是工作中偶然得到的灵感，引导他开始对心身疗法的探索。这一次，同样的事情会再次发生。正像科学家们在对生物反馈和冥想的研究中发现，意识能够影响神经活性。那么，意识或许也能通过同样的途径减轻炎症反应。

对严重损伤或类似于感染性休克的危急重症患者，强烈迅速的电刺激治疗可能是最佳的选择。但特雷西认为，对诸如高血压、类风湿性关节炎和炎性肠病等慢性病，使用冥想或生物反馈等技术，逐渐改善迷走神经张力，可能更合适。

我无法知道此时特雷西对于心理学疗法的作用评价如何。因为他拒绝为这本书接受采访，而且，他在近期的文章中也没有提及与心身疗法相关的内容。取而代之的是，他正关注于其公司目前正在研发的微型可注射设备。

对我而言，上述两项研究都非常重要。虽然生物电子疗法的前景听起来的确令人兴奋，但理解心身疗法是如何潜移默化地影响神经系统，可能对那些不是迫切需要植入神经刺激器的患者帮助更大。毕竟，刺激器是一种高度侵入性治疗手段，它会使成千上万的病患对这种昂贵且有明显医疗风险的植入物产生依赖，更不用说安全性问题了。2014 年，《纽约时报》曾有文章指出，这种植入物会让神经系统处于无线控制状态，导致神经系统容易遭受攻击。

尽管如此，还是要感谢特雷西的研究，大脑和神经系统在健康中所起到的作用终于得到应有的重视。2005 年，特雷西曾经提到，他非常感激珍妮丝，她是一个可爱的天使。他认为，正是珍妮丝的离去，才让他对感染性休克等疾病开始进行探索，继而一系列新型治疗方法问世。在他的研究中，在他帮助的患者中，珍妮丝将得到永生！

**自愈力的真相**
Cure

# 开发身体自愈力量，
# 迎接医疗新纪元

通过应用大脑的力量（有意识和下意识），我们能够影响自身健康。如果你觉得替代疗法有效，我不明白你为什么要放弃它们，尤其是当传统医疗无法提供全部可与之相媲美的功效时。但是对于替代专业治疗师可能提供的建议，不要囫囵吞枣，而要去粗取精，去伪存真。给大脑和身体一些认可。药剂、针具或挥手并不一定使你感觉更好。考虑这种可能性，即这些只是切中你要害的一种巧妙的方式，以便使你能够以一种可以缓解症状且免受疾病困扰的方式影响自己的生理功能。

当涉及医学时，并非不加区分地批量引入替代疗法，我们耳熟能详的许多科学家和医生正尝试一种不同的途径。他们希望理解这些治疗的真正有效成分（如移情、社会支持、希望），以及如何将它们纳入更优异的护理之中。

我们需要更多的基础研究，我们才刚开始理解大脑与身体之间相互作用的复杂性。例如，其中一个有趣的研究领域，是否男性和女性对应激的反应毫不相同。迄今为止的研究表明，男性更易受成就型挑战

（如数学心算任务或公共演讲）的影响，而女性最易受人际关系问题（如社会排斥恐惧）的困扰。"我们是非常不同的动物。"加州大学旧金山分校应激研究员埃利萨·埃佩尔总结道。她热衷于了解这是否可以帮助解释，为什么男性和女性患有不同模式的应激相关疾病——男性更易患心血管疾病和糖尿病，女性患焦虑症和抑郁症风险更高。

而我们需要更多临床试验来找出现实世界中真正能帮助患者的有效治愈方法。即使备受研究且研究最成功的技术之一——正念，研究人员仍需对其进行测试，例如，是否其在某些群体比其他群体中的疗效更好？它如何在治疗各种疾病方面远超所有现有的最好药物？以及它是否已超出心理获益范畴，达到还可减少应激对机体生物学影响，并降低长期疾病风险？

然而，我们已看到许多研究人员的案例，他们使用本书中阐释的一些原理改变患者的护理模式，成绩斐然。包括维琪·杰克逊与身患绝症晚期的患者谈论美好生活的深远意义；特德·卡普丘克的安慰剂；埃尔维拉·朗改变化疗师医生与患者交谈时的语言；亨特·霍夫曼设计出融化病痛的虚拟现实世界。所有这些研究人员都将整体医疗与严格的循证医学途径紧密结合起来。他们都在设法减少对药物和其他躯体介入的依赖，同时改善患者的预后。

当然还有无数其他的案例，不再赘述。美国明尼苏达州罗切斯特市梅奥中心的健康科学研究员杰夫·斯隆（Jeff Sloan），希望帮助医生将患者感受纳入考量，而非仅依靠躯体测试。这在一次短暂的问诊中其实很难做到。"现代医学中，临床问诊医生通常只有 1~3 分钟的时间询问患者，"他宣称，"剩下的时间则忙于身体检查，或解读实验室测试和讨论结果。"

因此，梅奥中心的每位肿瘤患者在登记入院时均被问 3 个简单的问题：对疼痛、疲劳和生活质量按 1~10 分的分值进行评分。杰夫·斯隆宣称，即便这种简单的干预也有助于医生对他们可能错过的问题采取行动。例如，生活质量，可能听起来像是一种模糊的心理测量，但事实证明它对躯体生存至关重要。"我们确信，

**自愈力的真相**
Cure

假如你对某个问题的评分超不过 5 分，你死于癌症的风险将会翻倍。"杰夫·斯隆宣称。

在英国，如雨后春笋般不断涌现的英国玛姬癌症中心（Maggie's Centres）一系列建筑物提供了一种非常不同的途径，但仍然遵循了"患者体验至上"的宗旨。其最初定位为癌症患者可前来寻求实践支持、情感支持和社会支持的场所，它们的最高目标是"拯救灵魂"。所有中心均是由顶级建筑师设计，包括弗兰克·盖里和扎哈·哈迪德，他们力求给人以愉悦、温馨、亲密和完美的感受，颠覆了许多传统医院的固有形象。访客可在此与其他患者聊天，咨询肿瘤科护士或心理学家，获得营养或治疗费用方面的建议，或只是坐在花园里喝茶。

我不确知存在任何曾经比较过问诊英国玛姬癌症中心的患者相较于其他患者的进展情况的随机对照试验。但正如一位倡导者在《英国医学杂志》（*British Medical Journal*）上坚决主张的，"如果这些建筑中的任何一幢让任何一位患者体验到令人愉悦的细心周到或深思熟虑的时刻，与朋友或亲戚共同守候的时刻，或是充满希望与宁静的时刻，那么它们已创造了堪称奇迹的成就"。

## 医学革命
## 时代的来临

我想感谢像这样的一些研究和项目，我们见证了医学界的一场革命，将很快全面了解大脑对健康的治愈作用，并进一步看到护理人性的一面，不是作为一种锦上添花的奢侈享受，而是作为致力于改善患者预后的一种核心指导原则。遗憾的是，实现这一梦想的路途障碍重重。

其中一个障碍是这些研究的资助方式：美国有超过 3/4 的临床试验均由医药公司资助，毫无意外，他们没有兴趣为医疗护理的益处提供任何证明，因为这种医疗方式可能会导致其产品需求量的降低。药物和医疗设备显然是比催眠术或生物反馈治疗更具吸引力的商业课题。然而，对躯体干预的狂热远超市场的力量：几乎所有的公共资金也都被用于常规药物研究。例如，美国国家卫生研究院的年度预算约300亿美元，其中不到0.2%被用于测试大脑治愈躯体的疗效。

我坚决主张，更大的问题是一种更广泛、更根深蒂固的偏见，这种偏见反对大脑可能有治愈的力量或使我们保持健康的观点。本书的导言中所阐释的唯物主义世界观——优先考虑躯体测试结果和干预，把主观体验视为无稽之谈——在科学上仍占据统治地位。杰夫·斯隆回忆说，当他进行的一项研究显示，一些接受姑息治疗的癌症晚期患者评价其生活质量实际上与健康人群一样高时，审稿人的第一反应是"该患者一定搞错了"。当你试图消除科学实验的偏倚，忽略主观体验效果会很显著，但与身心健康密不可分时，对患者的治愈并没有帮助。

西医无疑是以基础科学和临床试验证据为依据，而且许多政策制定者和资助者就是"感觉"躯体干预比心身疗法更科学。生物电子学研究员凯文·特雷西现在坐拥数百万美元的私人和公共资金，以推进他的电子刺激神经系统构想，在我撰写他的这个想法时，他最大规模的已发表研究仅纳入8位受试者。相比之下，肠胃病专家彼得·霍维尔尽管几十年间已在数百名肠胃病患者中执行了预后良好的试验，仍无法说服当地资助机构为他的肠易激综合征患者支付其接受专注肠胃病的催眠术疗法的费用。

"我认为存在双重标准，"循证医学中心的杰瑞米·霍维克表示，"用来鞭挞非传统试验的一个共同的大棒就是它们品质更低。这不是事实。"正念已是经受过数百次缜密规划试验的检验，他宣称。2005年，一个纳入110项顺势疗法试验的荟萃分析发现，它们比常规药物的同类试验质量更高。

这种对心身疗法的根深蒂固的抵制是我在为本书调研时一而再、再而三了解到的事实。即使科学家们拥有所需的资金，他们也往往不得不在医院和大学里与周围环境中的文化定式作斗争，而目的就是为了实施一项试验。

**自愈力的真相**
Cure

埃尔维拉·朗告诉我,哈佛大学当地伦理委员会是如何回复她提出的对接受微创手术患者执行研究的计划。"我记得有一次,我有两项试验等候该委员会批复,一项试验是关于为患者诵念口诀以使其在手术过程中放松自己;另一项是早期的颈动脉支架植入术,该试验的设计方式使你极有可能会折磨一些人使其痛苦不堪。颈动脉试验立即获得批准!而催眠试验却石沉大海,杳无音信。"

与此同时,当围产期护理专家艾伦·霍德奈特试图要测试女性在"氛围音乐①"的背景下分娩是否较少出现并发症时,遇到阻力。幽暗的灯光,梦幻般的自然景观投影和一个低矮的软床垫——对照于传统的医院病房,仅是医疗技术设备和一个病床。她接洽的大多数医院直截了当地拒绝做出所需的变更,尽管所需的医疗器械仍将就近放置。"任何接手这一试验的负责人,在仅考虑该试验能通过的信念和态度方面,都要克服极大的阻力。"

在基于循证医学的医疗体系中,我们最终所服用的药物取决于所执行的试验。因此也许并不奇怪,在西方医学中几乎没人尝试培养和利用患者的心理资源。尽管他们的初衷很好,但医疗专业人士的工作往往局限于优先考虑推广医疗技术并不断缩窄护理工作人性尊严的体系之中。

在美国,"医生已成为医疗护理工作流水线上的一份子。"美国佐治亚州亚特兰大市埃默里大学医学院的副院长比尔·埃利(Bill Eley)宣称。"竞争的压力迫使我们花更少的时间问诊更多的患者。"他担忧的这一大趋势已导致医疗专业人士对患者缺乏应有的同情心,反过来又导致惊人的抑郁和倦怠的发病率。尽管美国每年在医疗保健上花费近3万亿美元,这已经超过其 GDP 的 17%,并且高于世界上其他任何国家,但问诊时间仍遭到无情的压缩,以削减成本。同时,处方药物的使用率惊人的高。几乎半数美国人都在服药,最常见的是心血管疾病和高胆固醇血症(二者均受到应激的影响),其中近 60% 的 65 岁以及成年人每次服用不少于5 片不同的药物,18% 服用至少 10 片。

---

① ambient,电子音乐的分支之一,通常没有作词或作曲的束缚。

当然，从药物到心脏外科手术，躯体干预均至关重要。当我年幼的儿子得肺部感染时，他被给予的注射抗生素极有可能挽救他的生命，当然不容忽视的还有医生在他病床前的做法。特别是治愈和预防童年期感染的能力，是身处发达国家的人们现在有幸与生俱来享有的赐予。

但我们现在面临的主要挑战不是急性感染（很容易通过药物获得治愈），而是慢性病、应激相关疾病，药物对其几乎没有疗效。我们已经在许多案例中看到这一情况，其中止痛药和抗抑郁药的疗效可能不比安慰剂好多少。美国总收入位居前十的药物仅帮助了 1/25 ~ 1/4 服药的人，他汀类药物可能只让少得可怜的 1/50 的人获益。

同时，医疗干预造成的损害已使替代疗法所造成的任何损害相形见绌。2015 年，一项发表在《英国医学杂志》的纳入多项抗精神病药物试验的荟萃分析得出结论，这些药物每年造成西方世界超过 50 万人死亡，只为最小的获益。仅就美国而言，医院的医疗差错每年估计造成超过 40 万人死亡，使其成为继心脏病和癌症之后的第三大致死原因。此外还有 400 万 ~ 600 万严重损害的案例。根据美国食品药品监督管理局的数据，美国每年另有 200 万严重不良药物反应的案例，其中有 10 万人死亡。

这些统计数字不包括预期的药物和介入治疗的副作用和并发症（其中很多患者可能并不需要接受不同护理模式），例如，滥用处方药引起的严重问题，或是抗生素耐药性的增加。美国是世界上最富有的国家，但即使高达数万亿美元的医疗消费也不能达到像哥斯达黎加这样一个中等收入国家的预期寿命。

我并非主张单纯依靠大脑来治疗，但否认其在医学上的作用肯定也不是解决之道。所以我希望这本书可以有助于我们克服对于心身疗法的一些成见，并使大家认识到，相较于以往更多依赖躯体干预和药物，将大脑对健康的治愈作用纳入考量实际上是更加科学和循证的途径。

也许有一天，这一蓝图可能帮助引领我们达到一个综合的、双赢的医疗体系：

自愈力的真相
Cure

一方面可以使用挽救生命所必需的药物和技术，另一方面，当患病时，还可以支持我们减少疾病风险和管理自己的症状；当无可救药时，悉心照顾让我们体面地归天。我希望这样的一个医疗体系将尊重患者在医患双方中的平等主体地位，他们的信仰、体验和喜好可以决定症状；他们会认识到，我们面临的绝大多数健康问题并非单纯的躯体或心理问题，而是两者兼有。

现代医学问题广泛且根深蒂固，很显然，它们不能完全依靠心身疗法全部予以解决。但试图通过把患者当作全面复杂的人而非只是单纯的身体，来改善医疗预后，在我看来，会是一个不错的开始。

## 我们还远
## 未了解自己

倡导大脑对健康治愈作用的深远意义已远超医学范畴。对我来说，本书推介的研究中最令人惊讶和震惊的揭示之一，是贫困和不平等的压力已致使很大一部分人口早在其还在褪褓之中就已被判无期——终身慢性疾病。我非常赞同研究者们呼吁制定旨在减少不平等，并且特别支持弱势育龄妇女的社会公共政策。与此同时，在生命周期的另一端，如美国睿智集团（Experience Corps）的助贫计划则致力于激励和返聘退休人员，使其成为美国社区学生可资利用的资源，而非社会负担。

还有一个深刻的领悟来自对大脑与身体之间相关关系的理解。我到最后才说，是因为它不仅是关于健康、医学或社会的研究，而是比它们更大、更广阔的概念。它告诉我们关于人性尊严的深远影响。

最终，科学将证明，我们不是像大多数人认为的被动地体验周遭世界，很大程度上我们在建设和控制那种体验。"我们的身体不仅是信息的接收器，"安慰剂研究员特德·卡普丘克宣称，"我们创造这些信息。"这是心理学家和神经学家早已在其他领域发现的现象，如记忆和视觉。回忆并非是一个虔诚的摄像机，相反，它是一个动态的制造加工过程，每次访问它们，我们会改写和重新设计，而我们对颜色和形体状态的看法则高度依赖以往的体验和我们所向往的远大志向。

现在很明确，这一原理也同样适用于健康：思想、信仰、应激水平和世界观都影响我们对疾病或健康的感觉。正如疲劳研究员提姆·诺克斯（Tim Noakes）给予我们的忠告："你不必相信大脑的言语！"

然而，当谈到健康时，真正的新观念是，大脑所决定的远超我们对周遭客观物质世界的主观体验。例如，通过改变基因表达，并且应用大脑网络，我们看待世界的方式也有助于重塑身体。我们创制的不仅是体验，还有客观现实。而且躯体健康反过来也可以影响大脑状态。炎症导致疲劳和抑郁；较低的血糖水平易使我们脾气暴躁；而舒缓身体，例如，缓慢深呼吸，则可改善我们的心情。

在笛卡儿的"灵肉分离"的二元论思想问世近 400 年后，我们仍然倾向于认为自己是逻辑、理性的存在，具有高度发达的大脑使我们能够超越内在的生物和动物本性。而证据表明，其中存在一些截然不同的发现：身体和大脑都在完美的和谐中进化，有着完美的结合，两者不可能单独讨论。像"心身"和"整体"之类的名词术语经常被嘲笑为古怪和不科学，但实际上，认为两者截然不同的观点才是真正毫无科学道理的。

这种结合意味着，我们并不总是像自身可能更愿意认为的那样客观和理性。随着大脑和身体被进化塑造，我们被造就着树立有助于健康和生存的信仰，而它并不一定必须真实。强大的进化力量驱使我们信仰上帝或同情心治愈疗法，或相信前景比它们实际上更积极。具有讽刺意味的是，尽管这些信仰可能错误，但它们有时确实会发挥作用：它们使我们活得更好。

通过理解大脑如何影响和反映生理状况，或许我们最终可解开那个悖论：基于循证而非以虚妄的方式与身体和谐共处。

**自愈力的真相**
Cure

致谢

在本书的撰写过程中，我采访的不吝付出自己宝贵时间欣然回答我的问题，并慷慨地分享其观点和体验的专家及患者们，给我留下了深刻的印象，同时我也被他们的人生境界深深触动。没有这些人的专业知识、耐心和支持，这本书不可能完成，而且我也希望不辜负他们的信任。

首先，感谢在百忙之中抽出时间向我阐释工作并邀请我进入他们实验室和咨询室的科学家和医学专家们。特别感谢意大利都灵大学医学院的法布里奇奥·贝内德蒂教授邀请我访问罗萨高原酒店；感谢研究员伊丽莎·弗利召迪和伊丽莎·卡列农允许我在意大利都灵的茅列奈特医院观看他们的实验；感谢哈佛大学针灸专家特德·卡普丘克教授和剑桥大学的理论心理学家尼古拉斯·汉弗莱教授分享的他们分别来自马萨诸塞州剑桥市和英国剑桥市的对于安慰剂的观点；感谢埃森大学的曼弗雷德·舍德洛夫斯基和他的团队让我品尝著名的绿色饮料；感谢肠胃病专家彼得·霍维尔和帕梅拉·克鲁克尚克斯把我介绍给他们在曼彻斯特的患者。

我同样感谢 David Patterson、Sam Sharar、Christine Hoffer、Hunter Hoffman 和所有在美国华盛顿大学港景医疗中心从事研究的专家学者向我展示的虚拟现实世界的潜在优势；感谢催眠术培训中心的埃尔维拉·朗和波士顿医学中心的凯利·伯杰龙与帕梅拉·库吉亚，他们让我见证了舒适谈话的现场；感谢激励咨询中心的帕特里夏·圣特依所展示的针对心率变异的生物反馈治疗；感谢史蒂夫·科尔不厌其烦地接受一次次的采访，并带我参观加州大学洛杉矶分校的整个校园；感谢 Lobsang Negi、Bill Eley、Brendan Ozawa-de Silva、Samuel Fernandez-Carriba、Jennifer Mascaro，特别是 Timothy Harrison，他向我推介认知行为疗法。还要诚挚感谢迈克尔·莫兰（Michael Moran）和他的同事，让我有幸参观法国露德，并在那里提供志愿者服务。我被他们的悲天悯人和献身精神深深打动。

还有许多人慷慨地贡献了他们的时间、专业知识和收入本书的诸多论文。他们是 Jerry Jarvik、David Kallmes、David Spiegel、Sara Lazar、Alessandro de Franciscis、Jon Stoessl、Dan Moerman、Irving Kirsch、Edzard Ernst、Adrian Sandler、Karen Olness、Oliver Witzke、Tim Noakes、Chris Beedie、Peter White、Elizabeth Blackburn、Elissa Epel、Jue Lin、Edoardo Casiglia、Enrico Facco、Candy McCabe、Ellen Hodnett、Vicki Jackson、Jennifer Temel、Robert Kloner、Mary Armanios、Gene Brody、Greg Miller、Wendy Mendes、Paul Lehrer、Barbara Fredrickson、Bethany Kok、Richard Sloan、Andrew Newberg、Kenneth Pargament、Clifford Saron、Olive Conyers、Tim Briggs、Mark Williams、Giuseppe Pagnoni、Trudy Goodman、Christiane Wolf、Willem Kuyken、David Gorski、Robert Simpson、David Rehkopf、Michel Poulain、John Cacioppo、Michelle Carlson、Charles Raison、James Coyne、Michael Antoni、Simon Norburn、Bonnie McGregor、Mary Lee McRoberts、Catherine Mayer、Jeremy Howick、Ben Goldacre、Jeff Sloan、Tom Stannard、Kavita Vedhara、Gaëlle Desbordes、Jacqui Tomkins、Dan Martin、Michael Irwin、Helen Lavretsky、Clare Stevinson 和 Marc Schoen。

当我开始撰写本书的时候，我深深地沉醉于大脑可能如何影响我们身体的科

**自愈力的真相**
Cure

学，但与患者和试验志愿者的一番番交谈使我意识到，这个课题已远超其学术上的重要性，对于健康和我们如何度过人生具有深远的实践意义。在我看来，他们的故事使本书有了鲜活的生命力。他们包括 Bonnie Anderson、Rosanna Consonni、Linda Buonanno、Simon Bolingbroke、Karl-Heinz Wilbers、Samantha Miller、Gareth Walker、Lupita Quereda、Rose Wise、Caroline Dempsey、John Flynn 和 Tunde Balogh。许多人，为了保护他们的隐私，我没有列出其姓名，还有很多人的采访文字没有被收录在本书中，他们都曾为本书慷慨谏言，我深深地感激每个人。

本书的撰写始于在《新科学家》杂志上发表的一篇专题文章。感谢米迦勒·拉·佩奇（Michael Le Page），她不仅赞成我的想法，还把它作为封面文章推荐。还要感谢那些一直就相关文章与我一起工作的所有编辑，包括来自《慕生爱科》（*Mosaic*）杂志的慕–基特·路易（Mun-Keat Looi）和所有来自《自然》杂志的的编辑。我要感谢 Kevin Fong、Mark Henderson 和 Niki Jakeways 花时间读完我的初稿，并提供精辟独到和大有裨益的观点和意见。还要感谢 Gaia Vince 和 Emma Young 真挚的友谊、忠告和冒险，包括发现世界上最迷人的温泉胜地，帮助我将应激控制在较低水平。

我才华出众的文学代理人卡罗琳娜·撒顿（Karolina Sutton）从一开始就信任这本书，并对我的建议书及在整个撰写过程中提供了弥足珍贵的意见。还要感谢我亲切友好的文字编辑奥克塔维亚·里夫（Octavia Reeve）和来自《皇冠》（*Crown*）杂志的阿曼达·库克（Amanda Cook）与来自坎农格特出版社的凯蒂·福兰（Katy Follain），他们预见到这本书的巨大前景，推动我突破极限达到这一愿景。我为能有机会与这么有耐心和才华的人一起工作而感激不尽。

最后，感谢我的家人：我的同居伴侣和最好的朋友伊恩·桑普尔（Ian Sample）坚如磐石的鼓励和支持；我美丽的孩子们波比（Poppy）和拉佛斯（Rufus）给我的喜乐、拥抱和所有的鼓舞人心的乐事。

终于完成这本书的翻译工作，写下最后一个字，心中顿时感到分外轻松，不过，书中大量翔实的科学数据和证据仍在脑中盘旋。作为一名从医 20 多年的心血管医生及北京大学心血管博士后，我看过数以万计的患者，也将许许多多患者从死亡线上拉回来，也开展过一系列科学研究，探索疾病本质和治疗新方法，我深深体悟到本书中各种科学证据和临床病例的真实可靠。

2016 年 9 月，我从美国梅奥医学中心心血管预防康复专业完成研修回国工作，不知什么原因，全身开始出现荨麻疹，必须每天服用抗过敏药物，才能控制住病情。做了很多检查，试图发现导致荨麻疹的客观原因，比如食物、环境中的物质过敏、免疫功能紊乱等，但没有发现任何病因，遵医嘱不吃海鲜、辛辣等食物，仍然没有用，吃上这些食物，病情也没有因此加重。后来，服用一段时间中药曾一度有所好转，发作次数从每天一次到每两三天一次，但仍然无法停用西药。

2018 年初，我的老师王乐民教授给我两条建议：

轻断食和减压训练。我开始在晚上进食清淡饮食，吃六七分饱，并且开始练习最简单的中医传统运动——桩功，它是一种简单的运动式冥想。经过半年的训练，2018年6月28日，在我完成长城国际心肺预防与康复培训班课程的那一天，我发现自己已连续5天忘记服用抗过敏药，但荨麻疹也没有出现，困扰我两年的荨麻疹就这样奇迹般消退。

本书中有很多案例，证实大脑自愈力可改善人体的免疫功能、肠易激综合征患者的痛苦及自闭症患儿的症状，通过在虚拟现实的冰川峡谷探险中打雪仗改善患者的疼痛，安慰剂效应让老妇人脊柱损伤后健康生活了20年，脑部扫描和DNA分析证实心身疗法如冥想和生物反馈治疗，能够使我们变得更加健康。

除了我自身的经历，在临床工作中，大脑自愈的证据也比比皆是。我的导师、著名心血管专家胡大一教授，早在20年前就发现双心疾病的存在，并提出"双心医学"理念，大量临床病例验证了胡先生的理念。在心血管门诊，大约40%的患者的主诉症状与精神心理状态有关，12.7%的患者的主诉症状最终病因为精神心理障碍。用躯体疾病的思路来看，这些患者的症状是疾病吗，因为没有发现器质性问题，大多数临床医生不认为是疾病，患者们总是会面对这样的医生——用术语"功能性"解释病因，暗示他们只需要自己振作起来就能改变。正如本书作者引用霍维尔的说法："医生往往认为所有疼痛都是患者自己想象出来的。"

人们认为疾病不是生物学问题就是心理学问题。绝大多数医师对心理和机体持有二元论观点，找精神科医师看心理疾病，找内科医师看躯体疾病。事实真是如此吗？目前医学研究发现，心理和躯体相互作用，彼此反映。心理即躯体，躯体存在心理感知。大脑功能紊乱可以导致躯体异常，如焦虑抑郁可以导致心肌缺血、血压升高、恶性心律失常、心肌梗死、肠功能紊乱等。而这些异常的来源是自主神经功能异常，自主神经功能不由人的意志控制，它是一种自发活动，直接或间接调节内脏器官功能。当自主神经功能发生紊乱时，患者可表现为呼吸频率增快、支气管痉挛、心率增快或减慢、血压升高或降低、心律失常、心肌缺血、

**自愈力的真相**
Cure

腹泻、呕吐、尿频尿急、满身大汗、四肢酸软等症状。这种情况下，简单地指导患者振作起来，常常无效。只有通用调整自主神经功能的药物或针对自主神经功能的大脑层面的功能调控，比如冥想、催眠等，才会发挥作用。我的几位惊恐发作和焦虑状态的患者通过我提到的桩功疗法，结合药物治疗，发作频率明显降低，发作时的症状明显改善。而这之前，他们已就诊过多家医院，做过多项检查，均不能有效地缓解病情。患者的痛苦及疾病对生活的影响，不亚于器质性疾病，甚至更糟，而且看病花费的人力、物力和财力也不比器质性疾病少。

这本书表达的观点是我一直希望传递给大家的：人体是一个整体，躯体各脏器之间、精神心理和躯体之间，都有千丝万缕的关系，互相影响，互为因果。大脑治愈力，不是简单的一种理念，一句简单的鼓励，也不是一劳永逸的灵丹妙药，需要科学方法激发，需要循证医学来证实其功效和获益，而这些信息都可以在本书中找到答案。

本书虽然是一本科普读物，但作为专业的心血管医生，我读后仍然感觉邀游在知识的海洋，酣畅淋漓。本书内容深入浅出，科学严谨，同时风趣幽默，普通读者和医疗专业人士都将从中受到启发。

感谢翻译团队，他们是心血管科资深专家和孜孜求学的临床医学博士，大家精益求精、认真执着，让本书的核心理念得以准确地呈现给读者。

希望大家使用科学方法，充分调动自己内在的治愈力，获得健康丰富的人生！

丁荣晶

2018 年 8 月 26 日晨于北京

为了给读者呈现一本科学性与可读性俱佳的作品，本书的翻译工作历时半年之久，并经由译者团队精心打磨。

在此，真挚感谢本书主译者，全国著名医学专家、北京大学人民医院心内科教授、欧亚科学院院士**胡大一老师**，也要特别感谢北京大学人民医院心内科副教授、心血管博士后**丁荣晶**，郑州大学附属洛阳中心医院心内科主任医师、心血管博士后**张守彦**两位老师在本书翻译过程中的辛苦付出和诚挚建议。

此外，本书的翻译也离不开以下老师的共同努力，在此也表示衷心感谢，他们是：

**张立晶** 北京中医药大学东直门医院主任医师、医学博士

**仝其广** 首都医科大学附属北京胸科医院主任医师、医学博士

**丁荣华** 都柏林三一学院工商管理硕士

**郭文静** 郑州大学附属洛阳中心医院心外科住院医师、医学硕士

**贺慧娟** 郑州大学附属洛阳中心医院心内科主治医师、医学硕士

**田　甜** 郑州大学附属洛阳中心医院心内科住院医师、医学硕士

**王　皓** 郑州大学附属洛阳中心医院心内科主治医师、医学博士

**王　静** 郑州大学附属洛阳中心医院心内科主治医师、医学硕士

**袁　洁** 重庆医科大学心血管专业在读博士

**郑相颖** 北京中医药大学东直门医院主治医师、医学硕士

**赵宇彤** 北京大学人民医院在读博士

**张明明** 郑州大学附属洛阳中心医院心内科主治医师、医学硕士

**张　卓** 郑州大学附属洛阳中心医院心内科住院医师、医学硕士

本书编辑部

# 未来，属于终身学习者

我这辈子遇到的聪明人（来自各行各业的聪明人）没有不每天阅读的——没有，一个都没有。巴菲特读书之多，我读书之多，可能会让你感到吃惊。孩子们都笑话我。他们觉得我是一本长了两条腿的书。

——查理·芒格

互联网改变了信息连接的方式；指数型技术在迅速颠覆着现有的商业世界；人工智能已经开始抢占人类的工作岗位……

未来，到底需要什么样的人才？

改变命运唯一的策略是你要变成终身学习者。未来世界将不再需要单一的技能型人才，而是需要具备完善的知识结构、极强逻辑思考力和高感知力的复合型人才。优秀的人往往通过阅读建立足够强大的抽象思维能力，获得异于众人的思考和整合能力。未来，将属于终身学习者！而阅读必定和终身学习形影不离。

很多人读书，追求的是干货，寻求的是立刻行之有效的解决方案。其实这是一种留在舒适区的阅读方法。在这个充满不确定性的年代，答案不会简单地出现在书里，因为生活根本就没有标准确切的答案，你也不能期望过去的经验能解决未来的问题。

## 湛庐阅读APP：与最聪明的人共同进化

有人常常把成本支出的焦点放在书价上，把读完一本书当作阅读的终结。其实不然。

---

时间是读者付出的最大阅读成本

怎么读是读者面临的最大阅读障碍

"读书破万卷"不仅仅在"万"，更重要的是在"破"！

---

现在，我们构建了全新的"湛庐阅读"APP。它将成为你"破万卷"的新居所。在这里：

- 不用考虑读什么，你可以便捷找到纸书、有声书和各种声音产品；
- 你可以学会怎么读，你将发现集泛读、通读、精读于一体的阅读解决方案；
- 你会与作者、译者、专家、推荐人和阅读教练相遇，他们是优质思想的发源地；
- 你会与优秀的读者和终身学习者为伍，他们对阅读和学习有着持久的热情和源源不绝的内驱力。

从单一到复合，从知道到精通，从理解到创造，湛庐希望建立一个"与最聪明的人共同进化"的社区，成为人类先进思想交汇的聚集地，与你共同迎接未来。

与此同时，我们希望能够重新定义你的学习场景，让你随时随地收获有内容、有价值的思想，通过阅读实现终身学习。这是我们的使命和价值。

# 湛庐阅读APP玩转指南

## 湛庐阅读APP结构图:

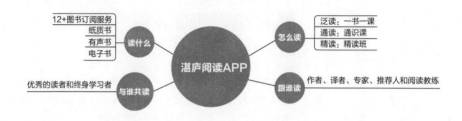

12+图书订阅服务
纸质书
有声书
电子书
**读什么**

优秀的读者和终身学习者　**与谁共读**

**湛庐阅读APP**

**怎么读**　泛读:一书一课
通读:通识课
精读:精读班

**跟谁读**　作者、译者、专家、推荐人和阅读教练

## 三步玩转湛庐阅读APP:

**读一读▼**

湛庐纸书一站买,
全年好书打包订

**书城**

**听一听▼**

泛读、通读、精读,
选取适合你的阅读方式

**扫一扫▼**

买书、听书、讲书、
拆书服务,一键获取

**扫一扫**

**APP获取方式:**
安卓用户前往各大应用市场、苹果用户前往APP Store
直接下载"湛庐阅读"APP,与最聪明的人共同进化!

# 使用APP扫一扫功能，
# 遇见书里书外更大的世界！

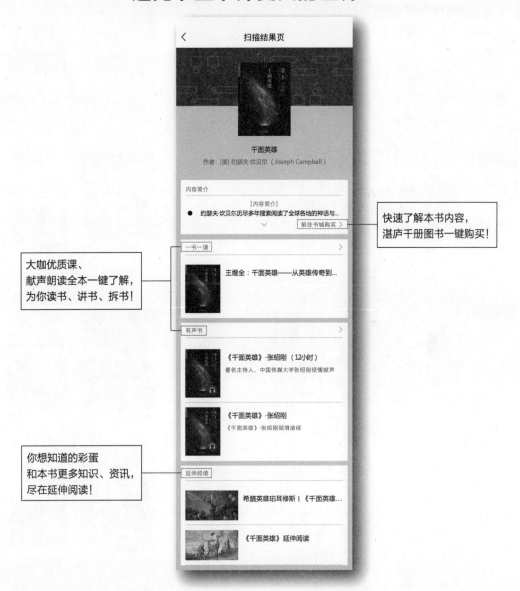

快速了解本书内容，
湛庐千册图书一键购买！

大咖优质课、
献声朗读全本一键了解，
为你读书、讲书、拆书！

你想知道的彩蛋
和本书更多知识、资讯，
尽在延伸阅读！

## 《最好的抉择》

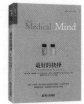

◎ 哈佛大学医学院教授杰尔姆·格罗普曼，哈佛大学医学院助理教授、美国知名内分泌科医生帕米拉·哈茨班德，教你做聪明的患者。

◎ 北京大学医学人文研究院教授主编，郑家强、胡大一两位科学院院士鼎力推荐！

## 《健康脑》

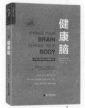

◎ "美国大脑健康之父"、《纽约时报》畅销书作家亚蒙博士经典力作，影响千万人的身体健康实用手册。

◎ 连续16周荣登《纽约时报》畅销书榜单，美国家喻户晓的脑健康图书。

## 《数字医疗》

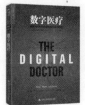

◎ 医院医生之父，患者安全领域至高荣誉获得者罗伯特·瓦赫特前瞻之作，进入医疗数字化转型你不可错过的一本书。

◎ 董家鸿、李包罗、李天天、冯唐、阿图·葛文德等集体盛赞。

## 《驾驭情绪的力量》

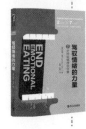

◎ 临床心理学博士，美国认知疗法研究院认证治疗师珍妮弗·泰兹，助你应对负面情绪，建立与食物的健康关系。

◎ 留美临床心理咨询师清流、美国认知疗法研究院创始人罗伯特·莱希、《意志力》作者罗伊·鲍迈斯特盛赞推荐。

**图书在版编目（CIP）数据**

自愈力的真相 /（英）乔·马钱特著；胡大一译 . —
杭州：浙江人民出版社，2019.4

书名原文：Cure

ISBN 978-7-213-09188-9

Ⅰ .①自… Ⅱ .①乔… ②胡… Ⅲ .①大脑—作用
—康复医学 Ⅳ .① R49

中国版本图书馆 CIP 数据核字（2019）第 022106 号

**上架指导：医学科普 / 康复医学**

浙 江 省 版 权 局
著作权合同登记章
图字：11-2018-471号

**自愈力的真相**

[英]乔·马钱特　著

胡大一　译

出版发行：浙江人民出版社（杭州体育场路 347 号　邮编　310006）

　　　　　市场部电话：( 0571 ) 85061682　85176516

集团网址：浙江出版联合集团 http://www.zjcb.com

责任编辑：蔡玲平

责任校对：杨　帆

印　　刷：石家庄继文印刷有限公司

开　　本：720mm×965mm 1/16　　　印　　张：15.75

字　　数：240 千字　　　　　　　　插　　页：1

版　　次：2019 年 4 月第 1 版　　　印　　次：2019 年 4 月第 1 次印刷

书　　号：ISBN 978-7-213-09188-9

定　　价：69.90 元